ZHANG XICHUN

FANGGEKUO

张锡纯
方歌括

肖战说 编著

中国医药科技出版社

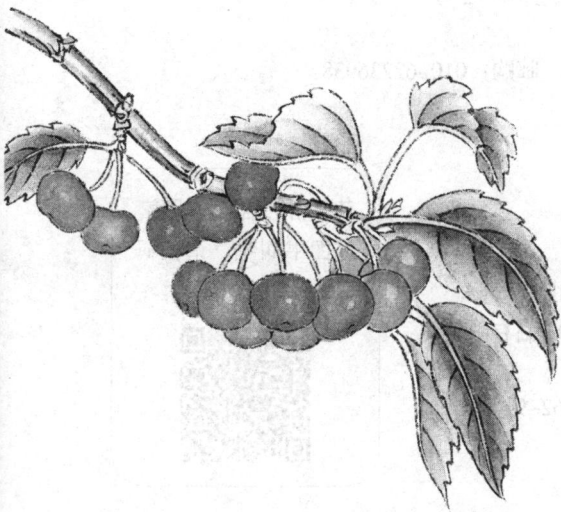

内 容 提 要

　　本书分为歌括精解、歌括辑录两部分。其中歌括精解部分，作者将张锡纯《医学衷中参西录》前三期共八卷近 200 首方剂提炼成七言歌诀，还挖掘出方中常用"对药"，如龙骨、牡蛎，三棱、莪术之类，归入"经典配伍"。内容及形式以歌诀在前，后列原方、剂量、煎服法、加减、方解、配伍、医案，详细阐述了张锡纯制方之理。歌括辑录部分是为方便查阅所作之歌括汇编。本书之歌诀追求"信达雅"，紧循锡纯意，以期为读者进一步研习张锡纯之《医学衷中参西录》打开方便之门。

图书在版编目（CIP）数据

　　张锡纯方歌括 / 肖战说编著 . — 北京：中国医药科技出版社，2017.8

　　ISBN 978-7-5067-9362-9

　　Ⅰ . ①张…　Ⅱ . ①肖…　Ⅲ . ①方歌—汇编　Ⅳ . ① R289.4

　　中国版本图书馆 CIP 数据核字（2017）第 134932 号

美术编辑　　陈君杞
版式设计　　也　在

出版　**中国健康传媒集团** | **中国医药科技出版社**
地址　北京市海淀区文慧园北路甲 22 号
邮编　100082
电话　发行：010-62227427　邮购：010-62236938
网址　www.cmstp.com
规格　880×1230mm $\frac{1}{32}$
印张　9 $\frac{7}{8}$
字数　170 千字
版次　2017 年 8 月第 1 版
印次　2024 年 1 月第 2 次印刷
印刷　大厂回族自治县彩虹印刷有限公司
经销　全国各地新华书店
书号　ISBN 978-7-5067-9362-9
定价　**25.00 元**

获取新书信息、投稿、为图书纠错，请扫码联系我们。

段序

战说，吾之爱徒，现就读于中国中医科学院，是德、智、体全面发展的好学生，是青年中医之佼佼者。

2013年春一个周六的清晨，我在重庆市中医药咨询委员会名医馆坐诊，一个小青年身背书包轻声走到我跟前，向我恭敬鞠躬，从书包里取出一本书，上面写着《段老经典》，双手递与我，并简单地作了自我介绍，他叫肖战说，大三的中医学子，想随我抄方侍诊学习。他给我的这本书是将我从20世纪六七十年代至今发表的论文收集、整理、汇编，再装订成册，此举当时不仅感动了我，也深深感动了在场的病人，大家纷纷议论这青年的胆识和对中医的执著。我二话没说，请他在我身旁坐下，他就这样开始了跟师学习。在三年跟师学习中，战说尊敬老师，关爱病人，耐心询问病情，详尽记录病历，能够准确地辨证，给老师提出较为适当的参考方药。每次跟师学习后，都将当天的病案进行整理，每月总结跟师心得，每年整理老师论文著作。我感于战说求知若渴的求学精神，不仅在我的门诊上指点他，还推荐他跟随我的学术继承人重庆市名中医李秀华学习。

战说热爱中医，勤奋刻苦，重视中医古籍的学习，不仅时常记诵《内经》《伤寒》《金匮》，在随我学习中医妇科时，他还认真研读、背诵妇科的古籍《妇人规》《傅青主女科》《妇科心法要诀》。记得战说初随我临诊，疑虑我为何常用三棱、莪术活血，少用香附之流理气。这些理论非我之创建，实是张锡纯之经验，我临证一甲子余，证明其实为金玉良言。锡纯医术精湛，其著字斟句酌，其方配伍精当，书中女科方剂我临床常多用之，更略有发挥，疗效显著。战说为有心人，之后便仔细研读《医学衷中参西录》，不懂之处常向我请教，他在书本上勾勾画画，记满笔记，更可贵的是他将近二百首方剂编为七言歌括，用词典雅，颇有古风，音韵和谐，朗朗上口。

为继承发扬锡纯的医学思想和成就，战说将张锡纯的方剂润色整理成书，名曰《张锡纯方歌括》，作为一名中医研究生，实属难能。这本书不仅是他个人学习锡纯的甘露法门，同时也为初学者及中医爱好者学习张锡纯开辟了一条新道路。战说这种精神和作为可赞！可贺！

看今朝，青年中医逐步崛起，岐黄妙术后继有人；展未来，中医事业薪火相承，愈燃愈旺，燃遍大地。

是为序。

老医　段亚亭

丙申年冬于重庆

段亚亭，国医大师，全国首批老中医药专家学术经验继承指导老师，荣获"中华中医药学会终身成就奖""世界传统医学杰出人物"称号，被授予"美国传统医学科学院荣誉博士"。曾任四川省中医学会常务理事、重庆市针灸学会会长、重庆市中医药高级职称评委。

崔序

　　张氏锡纯出身于书香门第，饱读诗书，是民国时期的医学大家，中西汇通派代表人物之一。曾为代数和几何学教员的他，受时代思潮影响，萌发衷中参西之思想，代表著作《医学衷中参西录》是其一生临证经验和治学心得的汇集，于后世影响深远。人食五谷，必生病痛，此自然规律，无可逃避也。然医者，当以守护生命为己任，遑论中西。张锡纯崇尚实践，反对空谈，勤求真理，勇于创新。其博览众家而不泥古，学习西医而不唯是，精研药物，临床不止，积累了丰富真实的医案和病历，创制了大量有效方剂，泽被后世。

　　战说同学年少青春，热爱中医，今年考入中国中医科学院研究生院，机缘巧合，得有师生之谊。其自小出入诊所，幼承庭训，耳濡目染，有志于中医，并如愿考入重庆医科大学学习中医。本科阶段学习刻苦，勤于记诵，并拜

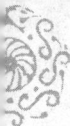

师问业于段亚亭、张玉龙名老中医，打下了很好的中医理论和临床根基。他对传统文化兴趣有加，时常涉猎诗词格律，故能将其用于方歌编纂。战说甚喜张氏之论，正所谓好之者不如乐之者，本书将锡纯《医学衷中参西录》前三期八卷近200首方都配上了原创方歌，名曰《张锡纯方歌括》。所编方歌可谓"信达雅"悉备，忠实地反映锡纯制方之原义，行文畅达，读来朗朗上口，便于记忆。

书稿已成，邀余作序，遂欣然命笔，推荐此书，期望能对所有读者学习锡纯之方有所裨益，愿如张氏《医学衷中参西录》自序开篇所言："人生有大愿力，而后有大建树。"

中国中医科学院广安门医院　崔炳南

2016 年冬于北京

崔炳南，医学博士，主任医师，中国中医科学院硕士生导师，中国中医科学院广安门医院皮肤科主任，中国中医药研究促进会皮科分会副会长，中国整形美容协会中医美容分会副会长，北京中西医结合学会皮肤性病专业委员会副主任委员兼过敏性皮肤病学组组长，中国性学会性传播疾病专业委员会委员、北京中医药学会皮肤性病专业委员会常委。

前言

小郎中与歌括

一、小郎中背歌括

在父亲的引导下,我很小的时候便接触了诗歌,背的第一本诗集是蘅塘退士编选的三百首唐诗。当时父亲读一句,我跟着念一句,虽然不甚懂,但是整齐的句式和带有节奏感的吟唱让我喜欢上了诗歌,从此有了主动阅读、背诵诗歌的习惯。不仅如此,还开始涉猎诗词格律,可惜天资愚钝只能偶尔作一两首打油诗,完全没有诗词大家那种"诗歌本天成,妙手偶得之"的自豪,但却丝毫不影响我对诗歌的热爱。

由于家中长辈业医乡镇,兢兢业业,受人称道,高中毕业时我立志成为一名祛病除疾的好郎中,毅然填报了中医专业,开始了小郎中的学医道路。在大学时系统学习了现代中医培养模式下的所有课程后,课本知识已经不能满足我的求知欲,遂开始沉浸在图书馆浩瀚的医籍中,并按照传统学习中医的方法，背诵了《医学三字经》《濒湖脉诀》《汤头歌诀》《药性赋》《十四经穴分寸歌》《标幽赋》等中医歌括。从最开始读的拗口万分到结结巴巴再到读出抑扬顿挫、参差错落的音韵之感，我在歌括的音韵美和诗词古典文韵中，逐渐习惯了这种类似背儿歌的学习方式。

在熟读经典、熟背歌括后，神往先贤之"覆杯即愈"，感慨前辈之"效如桴鼓"，深觉纸上得来终觉浅，中医成才需苦读书，还需明师指路。或许是师缘深厚，我先后跟诊了川蜀名医张玉龙先生、重庆名医刘祥泉老师、李秀华老师等多位医术高明的中医。更有奇缘能拜国医大师段亚亭先生为师，随他左右侍诊抄方，后承蒙段老厚爱，有幸成为他的入室弟子，系统整理了段老的学术经验，并在他的指导下深入研习了中医经典。跟随老前辈们学医时，我深刻体会到他们对经典的理解之深、储方之博、运用之巧、变化之灵，都是基于年轻时的背诵和长时间的临证积累。老前辈们也反复强调背诵对于中医的重要性，尤其是在初期，背诵朗朗上口的歌括是学习中医的甘露法门，是登堂入室的敲门砖。

二、小郎中编歌括

清楚记得段老同意我给他抄方的画面：当时我坐在段老身旁，他诊完一位患者后，开出了处方，简单地给我讲了他的拟方思路，语气和缓地问我："懂了吗？"我看出这个处方是段老用自拟除湿汤加减而来，我便点点头，并把自己编的方歌背了出来："除湿藿佩石菖蒲，四君厚朴炒苍术，重用薏苡健脾气，泻心连朴加减服。"听罢段老把他的老花镜退下来一点，看着我，问："你自己编的？"我不好意思地回答："为了帮助我记住您的这首'段氏除湿汤'，我自己编的方歌。"我明显看出段老的眼角皱纹里夹藏了一丝笑意。他把笔递给我说："小肖，你帮我抄方子。"我郑重地接过了段老手中的笔，感觉庄重而神圣，不禁把背挺得更直。之后三年的周末和寒暑假我一直都跟随段老出门诊，学习中医各科临床，尤其是妇科疑难杂症。跟随段老学习的这三年是我中医观逐步形成的极其重要的三年，我深觉得那首"除湿汤方歌"是功不可没的，是它让我顺利拜入段老门下学习。

学然后知困，更知不足！后来为了更深入地学习中医，我立志读中医研究生，报考了中国中医科学院，想进入这所"中医之黄埔，诺奖之摇篮"深造，但它招收学子的条件颇为苛刻，而中医各门学科内容庞杂，备考自然是一个艰难困苦的过程。为了牢固掌握中医知识，记住、记牢、不记混，遂脑洞大开，将《中医内科学》所有疾病、证候编成七言歌括，将《中医基础理论》《中医诊断学》中的很多内容编为顺口溜、长短句、七言歌诀，如此我的中医备考变得简单而明了，当然"玉汝于成"。后来师弟师妹询问经验，"无他惟歌括耳！"同时将自己编的歌括分享给他们，都获得了不错的成绩。

三、小郎中编《张锡纯方歌括》

张锡纯是清末民初的医学大家，其著作《医学衷中参西录》是20世纪中医学界一部重要的临床著作，被誉为"中医第一可法之书"。

初读《医学衷中参西录》是在大三，当时也是匆匆略读一遍，后来因为段老善用三棱、莪术，效果极好。而这两味药在我心中为孟浪之虎狼药，在抄方时笔下略有停顿，段老似乎看出我的心思，问："小肖啊，是否读过张锡纯？"答曰："然。"段老笑着说："只怕是走马观花草草略过罢，再去重读，够你挖掘的。"

带着疑问和好奇再读《医学衷中参西录》，才发现这本著作内容确实令人耳目一新，读完之后深感张锡纯用药之精，组方之巧，胆大心细，神仙手眼！读他的书就是在聆听一位循循善诱的智者给你娓娓道来他的治病手段与行医经验，毫无保留。他恨不得倾囊相授，重要的药物反复强调，前人的误解多次重申，如山茱萸一药，他用以收敛元气，效果极佳，在多首方中反复强调；而三棱、莪术两药，人皆畏其破血力强而不敢轻易尝试，他却力排众议，认为三棱、莪术两药能破血而调气，并非虎狼药，与补药相配能行滞化瘀，与健脾药配可开胃醒脾，这也在多首方里多次重申。他还将怎么用药收效最快，用药效果不佳如何补救都一一陈述。实在是一位无私的智者。

在惊叹张锡纯的精湛技术之余，我更想要学习继承他临证诊病之思路，用药制方之经验，想要把他的方子为我所用。窃以为感受到了的东西才能更好地理解，背诵到了的东西才能更好地运用，要脱规矩先要守规矩，定要先把张锡纯的方剂都背下来，才能再谈如何运用；可是方剂数量繁多却让我犯难，于是就想到了我学医的笨办法——背歌括。可惜市面上张锡纯先生的组方歌括却不多，便萌生了编写《张锡纯方歌括》的想法，于是开始又一次地研读张锡纯《医学衷中参西录》。每一首方，反复阅读之后，编成歌括一首，再数次咀嚼，直到自我满意再读下一首方。或是愚人千虑，必有一得，不觉之间将张锡纯《医学衷中参西录》前三期八卷近200首方都配上了歌括。这些歌括是学习张锡纯方的个人心得体会，虽然不成章法，却也集腋成裘。

在歌括编写上小郎中追求"信达雅"兼备："信"，虽然所有歌括均为原创，但是却极遵循张锡纯原义，此举虽然有似"戴着脚镣跳舞"，但是小郎中也想让这舞姿优美。深知自己才疏学浅，而张锡纯医技炉火纯青已臻化境，其原文已阐明制方之理，不敢肆意发挥，故歌括凝练其方为4句28字，紧扣张锡纯本意，以其言释其意，不会使方歌与本意相左，或掺杂太多主观想法，此为"信"也。"达"，每一首方歌，均录药物，多数未明剂量，因张锡纯用方极活，同一味药多则数两，少则至钱。同时多数方中编入原方原意之主治与功效，并非按照现代中医之治则"清热解毒""疏肝健脾"之类说法，而是以张锡纯原文之说法，忠实他之用法，以更能明张锡纯之意，亦更能达读者之心，此为"达"也。"雅"，笔者在编写方歌时确是尽量考虑平仄、音韵，争取做到读的同时能够有雅致的音韵错落感。在韵脚的选择上，力求歌括都能押韵且每首歌括尽量选用不同韵脚。因为张锡纯些许类方中药物组成相似，难以分清，而使用不同韵脚，便可以在背诵时使之更能区分，不易混淆。读来朗朗上口便于记忆。

编写《张锡纯方歌括》的同时，也是一个深入学习的过程。期间发现张锡纯制方善用"对药"，如龙骨、牡蛎相配，玄参、牛蒡子相配，茜草、海螵蛸相配，三棱、莪术相配。除了方歌的背诵，掌握张锡纯的对药运用特点也是学其活法的重要手段，小郎中深以为然！因此在部分方解之后补充出张锡纯的药对，名之曰"经典配伍"，略加阐述，语言也尽量用张锡纯之语，或是方解中，或是后册药解中之言，或是浅浅点出。这部分的整理实属狗尾续貂之作，但小郎中深感这有助于吾辈学其方更师其法，故不惴浅陋和盘托出。

这本小册子的大致体例以歌括在前，后列原方、剂量、煎服法、加减、方解、配伍、医案。将方歌置于文前，实不敢贪天之功为己有，仅为读者能够更好阅读，把它作为学习先贤张锡纯的一个垫脚石而已。方解均录张锡纯论述此方之原文，小郎中虽尽量辑录使其能完整能释张锡纯制方之理，奈何道行浅薄不能完全彰显张锡纯之智慧，故望读者定要读其原书，以更好习张锡纯之学。若能让读者因为我这本不成体系的小册子而同我般感受到张锡纯博大精深的智慧，那着实是我无上的荣幸。

借这本小册子出版之际，请先允许感谢我的授业恩师国医大师段亚亭先生、张玉龙先生、刘祥泉先生、李秀华老师及我跟随过的老先生们和本科阶段的老师们对我的悉心栽培。感谢我的导师中国中医科学院广安门医院皮肤科主任崔炳南老师对我的关爱和指导，张晓红老师的热心帮助以及中国医药科技出版社范志霞编辑的大力支持。

肖战说

2017 年 7 月

歌括精解

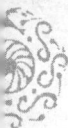

歌括辑录

歌括精解

治阴虚劳热方

1. 资生汤

滋生劳瘵羸弱伤，纳少喘咳闭经详

术山鸡金玄参蒡，热甚加入生地黄

主治：劳瘵羸弱已甚，饮食减少，喘促咳嗽，身热脉虚数者。亦治女子血枯不月。

组成：生山药一两　玄参五钱　於术三钱　生鸡内金二钱，捣碎　牛蒡子三钱，炒捣

加减：热甚者，加生地黄五六钱。

方解：於术以健脾之阳，脾土健壮，自能助胃。山药以滋胃之阴，胃汁充足，自能纳食（胃化食赖有酸汁）。鸡内金为鸡之脾胃，中有瓷、石、铜、铁，皆能消化，其善化有形淤积可知。且其性甚和平，兼有以脾胃补脾胃之妙。其健补脾胃之奇功，迥非他药所能及也。方中以此三味为不可挪移之品。玄参《本经》谓其微寒，善治女子产乳余疾，且其味甘胜于苦，不至寒凉伤脾胃，故用之以去上焦之浮热，即以退周身之烧热；且其色黑多液，《本经》又谓能补肾气，故以治劳瘵之阴虚者尤宜也。牛蒡子体滑气香，能润肺又能利肺，与山药、玄参并用，大能止嗽定喘，以

成安肺之功，故加之以为佐使也。地黄生用，其凉血退热之功，诚优于玄参。

经典配伍：（1）白术、山药：健脾阳、滋胃阴，以调理受损之脾胃，以后诸方锡纯常以此经典组合配伍，不可不重视。

（2）玄参、牛蒡子：玄参性凉多液，走肺肾两经，既能清补于肾，又可清热于肺，尤宜用于肺热咳嗽；牛蒡子清痰降逆，能清肃肺中逆气而止咳喘，锡纯常两药协同而用，后有诸方皆施如此之法。

小郎中按：若单纯以对药形式割裂张锡纯之方，定有粗疏之嫌，如此形式仅作参考，更应从每首方的整体把握。

医案：民国二年，客居大名。治一室女，劳瘵年余，月信不见，羸弱不起。询方于愚，为拟此汤。连服数剂，饮食增多。身犹发热，加生地黄五钱，五六剂后，热退渐能起床，而腿疼不能行动。又加丹参、当归各三钱，服至十剂腿愈，月信亦见。又言有白带甚剧，向忘言及。遂去丹参加生牡蛎六钱，又将於术加倍，连服十剂带证亦愈。遂将此方邮寄家中，月余门人高如璧来函云："邻村赵芝林病劳瘵数年不愈，经医不知凡几，服药皆无效。今春骤然咳嗽，喘促异常，饮食减少，脉甚虚数，投以资生汤十剂痊愈。"审斯则知此方治劳瘵，无论男女，服之皆有捷效也。

2. 十全育真汤

十全育真组方缜，龙牡知药芪三参
棱术破血行药力，虚劳血痹此方珍

主治： 虚劳，脉弦数细微，肌肤甲错，形体羸瘦，饮食不壮筋力，或自汗，或咳逆，或喘促，或寒热不时，或多梦纷纭，精气不固。

组成： 野台参四钱　生黄芪四钱　生山药四钱　知母四钱　玄参四钱　生龙骨四钱，捣细　生牡蛎四钱，捣细　丹参二钱　三棱钱半　莪术钱半

加减： 气分虚甚者，去三棱、莪术，加生鸡内金三钱；喘者，倍山药，加牛蒡子三钱；汗多者，以龙骨、牡蛎、萸肉各一两煎服，不过两剂其汗即止。汗止后再服原方。若先冷后热而汗出者，其脉或更兼微弱不起，多系胸中大气下陷，细阅拙拟升陷汤后跋语，自知治法。

方解： 用黄芪以补气，而即用人参以培元气之根本。用知母以滋阴，而即用山药、元参以壮真阴之渊源。用三棱、莪术以消瘀血，而即用丹参以化瘀血之渣滓。至龙骨、牡蛎，若取其收涩之性，能助黄芪以固元气；若取其凉润之性，能助知母以滋真阴；若取其开通之性（《神农本草经》龙骨主癥瘕，后世本草亦谓牡蛎消血），又能助三棱、莪术以消融瘀滞也。至于疗肺虚之咳逆、肾虚之喘促，山药最良。

治多梦之纷纭，虚汗之淋漓，龙骨、牡蛎尤胜。此方中意也，以寻常药饵十味，汇集成方，而能补助人身之真阴阳、真气血、真精神，故曰十全育真也。拙拟十全育真汤，实兼治虚劳门诸证。

经典配伍：（1）三棱、莪术：破血药中，锡纯独喜用三棱、莪术者，诚以其既善破血，又善调气。补剂中以为佐使，将资生纳谷为宝。无论何病，凡服药后饮食渐增者易治，饮食渐减者难治。三棱、莪术与参、术诸药并用，大能开胃进食，又愚所屡试屡效者也。

（2）知母、黄芪：黄芪能大补肺气，以益肾水之源，使气旺自能生水，而知母又大能滋肺中津液，俾阴阳不至偏胜，即肺脏调和，而生水之功益著也。黄芪温升补气，乃将雨时上升之阳气也；知母寒润滋阴，乃将雨时四合之阴云也。二药并用，大具阳升阴应云行雨施之妙。膏泽优渥烦热自退，此不治之治也。人禀天地之气以生，人身之气化即天地之气化，天地将雨之时，必阳气温暖上升，而后阴云会合大雨随之。锡纯在后方药物解知母一味中也提到"愚治热实脉数之证，必用知母，若用黄芪补气之方，恐其有热不受者，恒辅以知母，惟有液能滑通大便，其人大便不实者忌之。"

3. 醴泉饮

> 醴泉滋阴治喘嗽，脉数而弱肺肾休
> 山药生地天玄草，参赭牛蒡服之瘳

主治： 虚劳发热，或喘或嗽，脉数而弱。

组成： 生山药一两　大生地五钱　人参四钱　玄参四钱
生赭石四钱，轧细　牛蒡子三钱，炒捣　天冬四钱　甘草二钱

方解： 劳热之证，大抵责之阴虚。有肺阴虚者，其人
因肺中虚热熏蒸，时时痒而作嗽，甚或肺中有所损伤，略
一动作，辄发喘促，宜滋补肺阴，兼清火理痰之品。有肾
阴虚者，其人因肾虚不能纳气，时时咳逆上气，甚或喘促，
宜填补下焦真阴。兼用收降之品。若其脉甚数者，陈修园
谓，宜滋养脾阴。盖以脾脉原主和缓，脉数者必是脾阴受
伤，宜于滋阴药中，用甘草以引之归脾，更兼用味淡之药，
如薏米、石斛之类。特是人身之阴，所盖甚广，凡周身之
湿处皆是也。故阴虚之甚者，其周身血脉津液，皆就枯涸。
必用汁浆最多之药，滋脏腑之阴，即以溉周身之液，若方
中之山药、地黄是也。然脉之数者，固系阴虚，亦系气分
虚弱，有不能支持之象，犹人之任重而体颤也。故用人参
以补助气分，与玄参、天冬之凉润者并用，又能补助阴分。
且虑其升补之性，与咳嗽上逆者不宜，故又佐以赭石之压
力最胜者，可使人参补益之力下行直至涌泉，而上焦之逆

气浮火，皆随之顺流而下；更可使下焦真元之气，得人参之峻补而顿旺，自能吸引上焦之逆气浮火下行也。至于牛蒡子与山药并用，最善止嗽，甘草与天冬并用，最善润肺，此又屡试屡效者也。

经典配伍：（1）牛蒡子、山药：一者顺气化痰清贮痰之器，一者补肾健脾肃生痰之源，痰清气化则止嗽，锡纯喜二者合用治疗痰喘咳嗽。

（2）玄参、牛蒡子：详见滋生汤。

医案：沈阳商家子娄顺田，年二十二，虚劳咳嗽，其形羸弱，脉数八至，按之即无。细询之，自言曾眠热炕之上，晨起觉心中发热，从此食后即吐出，夜间咳嗽甚剧，不能安寝。因二十余日寝食俱废，遂觉精神恍惚，不能支持。愚闻之，知脉象虽危，仍系新证，若久病至此，诚难挽回矣。遂投以醴泉饮，为其呕吐，将赭石改用一两（重用赭石之理详参赭镇气汤下），一剂吐即止，可以进食，嗽亦见愈。从前五六日未大便，至此大便亦通下。如此加减服之，三日后脉数亦见愈。然犹六至余，心中犹觉发热，遂将玄参、生地皆改用六钱，又每日于午时，用白蔗糖冲水，送服西药阿司匹林（药性详参麦汤下）七厘许。数日诸病皆愈，脉亦复常。

4. 一味薯蓣饮

一味薯蓣代茶饮，滑润涩利又滋阴
脾胃肺肾四脏补，药食同源治大病

主治： 劳瘵发热，或喘或嗽，或自汗，或心中怔忡，或因小便不利，致大便滑泻，及一切阴分亏之证。

组成： 生怀山药四两，切片

煎服法： 煮汁两大碗，以之当茶，徐徐温饮之。

方解： 山药之性，能滋阴又能利湿，能滑润又能收涩。是以能补肺补肾兼补脾胃。且其含蛋白质最多，在滋补药中诚为无上之品，特性甚和平，宜多服常服耳。陈修园谓：山药为寻常服食之物，不能治大病，非也。若果不治大病，何以《金匮》治劳瘵有薯蓣丸。

医案：（1）尝治一室女，温病痰喘，投以小青龙加石膏汤，又遵《伤寒论》加减法，去麻黄加杏仁，喘遂定。时已近暮，一夜安稳。至黎明喘大作，脉散乱如水上浮麻，不分至数，此将脱之候也。取药不及，适有生山药两许，急煮汁饮之，喘稍定，脉稍敛，可容取药，方中仍重用山药而愈（详案在仙露汤下）。

（2）一室女，月信年余未见，已成劳瘵，卧床不起。治以拙拟资生汤，复俾日用生山药四两，煮汁当茶饮之，一月之后，体渐复初，月信亦通。

5. 参麦汤

参麦肺虚有痰袭，或治肺病结核起
夏山苏蒡草芍药，滋阴补肺此方医

主治： 阴分亏损已久，浸至肺虚有痰，咳嗽劳喘，或兼肺有结核者。

组成： 人参三钱　干麦冬四钱，带心　生山药六钱　清半夏二钱　牛蒡子三钱，炒捣　苏子二钱，炒捣　生杭芍三钱　甘草钱半

方解： 人参为补肺之主药，而有肺热还伤肺之虞，有麦冬以佐之，则转能退热。麦冬为润肺之要品，而有咳嗽忌用之说，有半夏以佐之，则转能止嗽。至于山药，其收涩也，能助人参以补气，其黏润也，能助麦冬以滋液。虽多服久服，或有壅滞，而牛蒡子之滑利，实又可以相济。且牛蒡子能降肺气之逆，半夏能降胃气、冲气之逆，苏子与人参同用，又能降逆气之因虚而逆。平其逆气，则喘与嗽不治自愈矣。用白芍者，因肝为肺之对宫，肺金虚损，不能清肃下行以镇肝木，则肝火恒恣横而上逆，故加芍药以敛戢其火。且芍药与甘草同用，甘苦化合味近人参，即功近人参，而又为补肺之品也。

经典配伍： 苏子、牛蒡子：两药为锡纯用以清化痰涎，降逆顺气的常用药对。

6. 珠玉二宝粥

珠玉二宝作粥煮，二两山药薏米服

后入八钱柿霜饼，脾肺阴亏一并除

主治： 脾肺阴分亏损，饮食懒进，虚热劳嗽，并治一切阴虚之证。

组成： 生山药二两　生薏米二两　柿霜饼八钱

煎服法： 上三味，先将山药、薏米捣成粗渣，煮至烂熟，再将柿霜饼切碎，调入融化，随意服之。

方解： 山药、薏米皆清补脾肺之药。然单用山药，久则失于黏腻；单用薏米，久则失于淡渗，惟等分并用，乃可久服无弊。又用柿霜之凉可润肺、甘能归脾者，以为之佐使。病人服之不但疗病，并可充饥，不但充饥，更可适口。用之对证，病自渐愈，即不对证，亦无他患。柿霜饼，即柿霜熬成者，为柿霜白而净者甚少，故用其熬成饼者。然熬此饼时恒有掺以薄荷水者，其性即不纯良。遇阴虚汗多之证用之即有不宜，若果有白净柿霜尤胜于饼。

医案： 一少年，因感冒懒于饮食，犹勤稼穑，枵腹力作，遂成劳嗽。过午发热，彻夜咳吐痰涎。医者因其年少，多用滋阴补肾之药，间有少加参、芪者。调治两月不效，饮食减少，痰涎转增，渐至不起，脉虚数兼有弦象，知其肺脾皆有伤损也。授以此方，俾一日两次服之，半月痊愈。

7. 沃雪汤

沃雪汤善治虚喘，山药牛蒡柿霜攒
肺虚肾亏不纳气，识证用方病可痊

主治：同前证，更兼肾不纳气作喘者。

组成：生山药一两半　牛蒡子四钱，炒捣　柿霜饼六钱，冲服

经典配伍：山药、牛蒡子：前方"醴泉饮"即用这一经典组合，此方药仅三味，不难体会这一经典配伍平喘止嗽之功。

医案：一人，年四十余，素有喘证，薄受外感即发。医者投以小青龙汤，一剂即愈，习以为常。一日喘证复发，连服小青龙汤三剂不愈。其脉五至余，右寸浮大，重按即无。知其从前服小青龙即愈者，因其证原受外感；今服之而不愈者，因此次发喘原无外感也，盖其薄受外感即喘；肺与肾原有伤损，但知治其病标，不知治其病本，则其伤损必益甚，是以此次不受外感亦发喘也。为拟此汤服两剂痊愈，又服数剂以善其后。

8. 水晶桃

水晶桃方补肺肾，等分柿霜核桃仁
金水相生蕴妙理，尤治孺子效若神

主治： 肺肾两虚，或咳嗽，或喘逆，或腰膝酸疼，或四肢无力，以治孺子尤佳。

组成： 核桃仁一斤　柿霜饼一斤

服法： 先将核桃仁饭甑蒸熟，再与柿霜饼同装入瓷器内蒸之，融化为一，晾冷，随意服之。

方解： 果之有核，犹人之有骨，是以骨亦名骸，其右旁皆从亥。肾主骨而为生育之本，果核之仁亦为生生之机。故凡果核之仁，具补益之性者，皆能补肾。核桃乃果核之最大者，其仁既多脂，味更香美，为食中佳品，性善补肾可知。柿霜色白入肺，而甘凉滑润，其甘也能益肺气，其凉也能清肺热，其滑也能利肺痰，其润也能滋肺燥，与核桃同用，肺肾同补，金水相生，虚者必易壮实。且食之又甚适口，饥时可随便服之，故以治小儿尤佳也。

9. 既济汤

既济汤擅维阴阳，上下欲脱有热凉
三补茯芍附龙牡，喘汗悸精二便亡

主治： 大病后阴阳不相维系。阳欲上脱，或喘逆，或自汗，或目睛上窜，或心中摇摇如悬旌；阴欲下脱，或失精，或小便不禁，或大便滑泻。一切阴阳两虚，上热下凉之证。

组成： 大熟地一两　萸肉一两，去净核　生山药六钱　生龙骨六钱，捣细　生牡蛎六钱，捣细　茯苓三钱　生杭芍三钱　乌附子一钱

方解： 方中重用熟地、山药以峻补真阴，俾阴足自能潜阳。而佐以附子之辛热，原与元阳为同气，协同芍药之苦降（《神农本草经》味苦），自能引浮越之元阳下归其宅。更有萸肉、龙骨、牡蛎以收敛之，俾其阴阳固结，不但元阳不复上脱，而真阴亦永不下脱矣。

经典配伍： 龙骨、牡蛎：两药相伍，诚为古今医家所熟知，锡纯亦善用这一配伍，锡纯认为龙骨味淡微辛，性平，黏涩，能收敛元气，镇安精神，固涩滑脱，善利痰涎；牡蛎味咸涩，性微凉，能软坚化痰，善消瘰疬，降逆止呃，固精止崩。二者相配，能够增强收涩、镇逆之功。学锡纯方、习锡纯法尤需重视这一组合。龙牡相配的更多妙法巧

用，后方中锡纯会为我们——铺陈开来！

医案：（1）一人，年二十余，禀资素羸弱，又耽烟色，于秋初患疟，两旬始愈。一日大便滑泻数次，头面汗出如洗，精神颓惫，昏昏似睡。其脉上盛下虚，两寸摇摇，两尺欲无，数至七至。延医二人皆不疏方。愚后至为拟此汤，一剂而醒，又服两剂遂复初。

（2）友人张寿田，曾治一少年，素患心疼，发时昼夜号呼。医者屡投以消通之药，致大便滑泻，虚气连连下泄，汗出如洗，目睛上泛，心神惊悸，周身眴动，须人手按，而心疼如故。延医数人皆不敢疏方。寿田投以此汤，将方中萸肉倍作二两，连服两剂，诸病皆愈，心疼竟从此除根。此方能治脱证宜矣，而并能治心疼者，因凡人身内外有疼处，皆其气血痹而不通。《本经》谓："山茱萸主心下邪气、寒热、温中、逐寒湿痹。"是萸肉不但酸敛，而更善开通可知。李士材治肝虚作疼，萸肉与当归并用。愚治肝虚腿疼，曾重用萸肉随手奏效（详案在曲直汤下）。盖萸肉得木气最厚，酸敛之中大具条畅之性，故善于治脱，尤善于开痹也。大抵其证原属虚痹，气血因虚不能流通而作疼。医者不知，惟事开破，迨开至阴阳将脱，而其疼如故，医者亦束手矣。而投以此汤，惟将萸肉加倍，竟能于救脱之外，更将心疼除根。此非愚制方之妙，实寿田之因证施用，而善于加减也。

10. 来复汤

龙牡参芍炙甘草，急服此方莫蹉跎

主治： 寒温外感诸证，大病瘥后不能自复，寒热往来，虚汗淋漓；或但热不寒，汗出而热解，须臾又热又汗，目睛上窜，势危欲脱；或喘逆，或怔忡，或气虚不足以息，诸证若见一端，即宜急服。

组成： 萸肉二两，去净核　生龙骨一两，捣细　生牡蛎一两，捣细　生杭芍六钱　野台参四钱　甘草二钱，蜜炙

方解： 萸肉救脱之功，较参、术、芪更胜。盖萸肉之性，不独补肝也，凡人身之阴阳气血将散者，皆能敛之。故救脱之药，当以萸肉为第一。而《神农本草经》载于中品，不与参、术、芪并列者，窃忆古书竹简韦编，易于错简，此或错简之误欤！凡人元气之脱，皆脱在肝。故人虚极者，其肝风必先动，肝风动，即元气欲脱之兆也。又肝与胆脏腑相根据，胆为少阳，有病主寒热往来；肝为厥阴，虚极亦为寒热往来，为有寒热，故多出汗。萸肉既能敛汗，又善补肝，是以肝虚极而元气将脱者服之最效。愚初试出此药之能力，以为一己之创见，及详观《本经》山茱萸原主寒热，其所主之寒热，即肝经虚极之寒热往来也。特从前涉猎观之，忽不加察，且益叹《本经》之精当，实非后

世本草所能及也。又《本经》谓山茱萸能逐寒湿痹，是以本方可用以治心腹疼痛。曲直汤用以治肢体疼痛，以其味酸能敛。补络补管汤，用之以治咳血吐血。再合以此方重用之，最善救脱敛汗。则山茱萸功用之妙，真令人不可思议矣。

医案：（1）一人，年二十余，于孟冬得伤寒证，调治十余日，表里皆解。忽遍身发热，顿饭顷，汗出淋漓，热顿解，须臾又热又汗。若是两昼夜，势近垂危，仓猝迎愚诊治。及至，见汗出浑身如洗，目上窜不露黑睛，左脉微细模糊，按之即无，此肝胆虚极，而元气欲脱也，盖肝胆虚者，其病象为寒热往来，此证之忽热忽汗，亦即寒热往来之意。急用净萸肉二两煎服，热与汗均愈其半，遂为拟此方，服两剂而病若失。

（2）一少年，素伤烟色，又感冒风寒，医者用表散药，数剂治愈。间日忽遍身冷汗，心怔忡异常，自言气息将断，急求为调治，诊其脉浮弱无根，左右皆然。愚曰：此证虽危易治，得萸肉数两，可保无虞。时当霖雨，药坊隔五里许，遣快骑冒雨急取净萸肉四两、人参五钱，先用萸肉二两，煎数沸急服之，心定汗止，气亦接续，又将人参切作小块，用所余萸肉，煎浓汤送下，病若失。

11. 镇摄汤

> 镇摄胸满脉大弦，脾胃真气外泄缘
> 参赭萸肉药芡实，半夏茯苓七味添

主治：胸膈满闷，其脉大而弦，按之似有力，非真有力，此脾胃真气外泄，冲脉逆气上干之证，慎勿作实证治之。若用开通之药，凶危立见。服此汤数剂后脉见柔和，即病有转机，多服自愈。

组成：野台参五钱 生赭石五钱，轧细 生芡实五钱 生山药五钱 萸肉五钱，去净核 清半夏二钱 茯苓二钱

加减：服药数剂后，满闷见轻，去芡实加白术二钱。

方解：此方锡纯未予方解。然据其用药习惯，斗胆揣测之。肝气旺而乘脾土，致使肝旺脾虚，用赭石镇摄亢逆之肝气，山萸肉补肝敛肝，辅赭石共奏镇逆补敛之功；半夏降逆气而消痞满；人参、茯苓、芡实、山药健旺被戕伐之脾土，达健脾益胃之职。

经典配伍：赭石、人参：二药配伍为锡纯所常用，出自《伤寒论》旋覆代赭汤。两药一镇逆一补益，镇亢逆而补虚损，参赭镇气汤中君药便是这一药对。

医案：（1）一媪，年过六旬，胸腹满闷，时觉有气自下上冲，饮食不能下行。其子为书贾，且知医。曾因卖书至愚书校，述其母病证，且言脉象大而弦硬。为拟此汤，

服一剂满闷即减，又服数剂痊愈。

（2）一人，年近五旬，心中常常满闷，呕吐痰水。时觉有气起自下焦，上冲胃口。其脉弦硬而长，右部尤甚，此冲气上冲，并迫胃气上逆也。问其大便，言甚干燥。遂将方中赭石改作一两，又加知母、生牡蛎各五钱，厚朴、苏子各钱半，连服六剂痊愈。

治喘息方

1. 参赭镇气汤

参赭镇气喘逆迫，阴阳两虚势将脱
萸芍苏芡药龙牡，降逆平喘通胸膈

主治：阴阳两虚，喘逆迫促，有将脱之势。亦治肾虚不摄，冲气上干，致胃气不降作满闷。

组成：野台参四钱　生赭石六钱，轧细　生芡实五钱　生山药五钱　萸肉六钱，去净核　生龙骨六钱，捣细　生牡蛎六钱，捣细　生杭芍四钱　苏子二钱，炒捣

方解：生赭石压力最胜，能镇胃气、冲气上逆，开胸膈，坠痰涎，止呕吐，通燥结，用之得当，诚有捷效。为救颠扶危之大药也。乃如此良药，今人罕用，间有用者，不过二三钱，药不胜病，用与不用同也。且愚放胆用至数

两者，非鲁莽也。诚以临证既久，凡药之性情能力及宜轻宜重之际，研究数十年，心中皆有定见，而后敢如此放胆，百用不至一失。且赭石所以能镇逆气，能下有形瘀滞者，以其饶有重坠之力，于气分实分毫无损。况气虚者又佐以人参，尤为万全之策也。

经典配伍：人参、赭石：前方镇摄汤也用这一组合，能够看出锡纯经方功底深厚。这一经典配伍追本溯源应是"旋覆代赭汤"，二药并用，赭石重镇沉降，人参补益脾胃；人参借赭石下行之力，挽回将脱之元气，以镇安奠定之，亦旋覆代赭汤之义也。

医案：一妇人，年三十余，劳心之后兼以伤心，忽喘逆大作，迫促异常。其翁知医，以补敛元气之药治之，觉胸中窒碍不能容受。更他医以为外感，投以小剂青龙汤，喘益甚。延愚诊视，其脉浮而微数，按之即无，知为阴阳两虚之证。盖阳虚则元气不能自摄，阴虚而肝肾又不能纳气，故作喘也。为制此汤，病人服药后，未及复杯曰："吾有命矣。"询之，曰："从前呼吸惟在喉间，几欲脱去，今则转落丹田矣。"果一剂病愈强半，又服数剂痊愈。

2. 薯蓣纳气汤

薯蓣纳气用三补，龙骨柿霜草芍服
牛蒡苏子降痰逆，阴虚作喘此方足

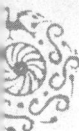

主治：阴虚不纳气作喘逆。

组成：生山药一两　大熟地五钱　萸肉五钱，去净核　柿霜饼四钱，冲服　生杭芍四钱　牛蒡子二钱，炒捣　苏子二钱，炒捣　甘草二钱，蜜炙　生龙骨五钱，捣细

方解：前方治阴阳两虚作喘，此方乃专治阴虚作喘者也。方中用地黄、山药以补肾，萸肉、龙骨补肝即以敛肾，芍药、甘草甘苦化阴，合之柿霜之凉润多液，均为养阴之妙品，苏子、牛蒡又能清痰降逆，使逆气转而下行，即能引药力速达于下也。至方名薯蓣纳气汤者，因山药补肾兼能补肺，且饶有收敛之力，其治喘之功最宏也。

经典配伍：（1）山药、熟地、山茱萸：源自金匮肾气方的经典组合，谓之"三补"，肝、脾、肾并滋，以补肾为主。

（2）牛蒡子、苏子：两药相配前方已标注。

3. 滋培汤

滋培治喘责脾胃，迫肺上逆气不归
怀山玄参术芍草，陈皮牛蒡赭石随

主治：虚劳喘逆，饮食减少，或兼咳嗽，并治一切阴虚羸弱诸证。

组成：生山药一两　於术三钱，炒　广陈皮二钱　牛蒡子二钱，炒捣　生杭芍三钱　玄参三钱　生赭石三钱，轧细　炙

甘草二钱

方解： 痰郁肺窍则作喘，肾虚不纳气亦作喘。是以论喘者恒责之肺、肾二脏，未有责之于脾胃者。不知胃气宜息息下行，有时不下行而转上逆，并迫肺气亦上逆即可作喘。脾体中空，能容纳诸回血管之血，运化中焦之气，以为气血宽闲之地，有时失其中空之体，或变为紧缩，或变为胀大，以致壅激气血上逆迫肺，亦可作喘。且脾脉缓大，为太阴湿土之正象，虚劳喘嗽者，脉多弦数，与缓大之脉反对，乃脾土之病脉也。故重用山药以滋脾之阴，佐以於术以理脾之阳，脾脏之阴阳调和，自无或紧缩，或胀大之虞。特是，脾与胃脏腑相根据，凡补脾之药皆能补胃。而究之脏腑异用，脾以健运磨积，宣通津液为主；胃以熟腐水谷、传送糟粕为主。若但服补药，壅滞其传送下行之机，胃气或易于上逆，故又宜以降胃之药佐之，方中之赭石、陈皮、牛蒡是也。且此数药之性，皆能清痰涎、利肺气，与山药、玄参并用，又为养肺止嗽之要品也。用甘草、白芍者，取其甘苦化合，大有益于脾胃，兼能滋补阴分也。并治一切虚劳诸证者，诚以脾胃健壮，饮食增多，自能运化精微以培养气血也。

医案： 一人，年二十二，喘逆甚剧，脉数至七至，用一切治喘药皆不效，为制此方。将药煎成，因喘剧不能服，温汤三次始服下，一剂见轻，又服数剂痊愈。

治阳虚方

敦复汤

> 敦复汤补下元惫，脾肾两虚相火微
> 鸡金参附茯萸肉，山药核桃骨脂为

主治： 下焦元气虚惫，相火衰微，致肾弱不能作强（《内经》云肾者作强之官），脾弱不能健运，或腰膝酸疼，或黎明泄泻，一切虚寒诸证。

组成： 野台参四钱　乌附子三钱　生山药五钱　补骨脂四钱，炒捣　核桃仁三钱　萸肉四钱，去净核　茯苓钱半　生鸡内金钱半，捣细

方解： 敦复汤，原为补相火之专方，而方中以人参为君，与萸肉、茯苓并用，借其收敛下行之力，能大补肾中元气，元气既旺相火自生。又用乌附子、补骨脂之大热纯阳，直达下焦，以助相火之热力，核桃仁之温润多脂，峻补肾脏，以厚相火之基址。且附子与人参同用名参附汤，为回元阳之神丹，补骨脂与核桃仁并用名青蛾丸，为助相火之妙品（核桃仁属木，补骨脂属火，并用之，有木火相生之妙），又恐药性太热，于下焦真阴久而有碍，故又重用生山药，取其汁浆稠黏，能滋下焦真阴，其气味甘温，又能固下焦

气化也。至于鸡内金，其健运脾胃之力，既能流通补药之滞，其收涩膀胱之力，又能逗留热药之性也。人身之热力，方书恒责重相火，而不知君火之热力，较相火尤胜。盖生育子女以相火为主，消化饮食以君火为主。君火发于心中，为阳中之火，其热下济，大能温暖脾胃，助其消化之力，此火一衰，脾胃消化之力顿减。若君火旺而相火衰者，其人仍能多饮多食，可享大寿，是知君火之热力，关于人身者甚大也。愚自临证实验以来，遇君火虚者不胜计，其人多廉于饮食，寒饮留滞为恙，投以辛热升补之剂，即随手奏效（拙拟理饮汤为治是病的方）。彼谓心脏恶热，用药惟宜寒凉者，犹是一偏之论。

经典配伍：（1）人参、附子：即参附汤，见上方解。

（2）补骨脂、核桃仁：两药锡纯并用称为青蛾丸，补肾助相火。另有一青蛾丸，较此补骨脂、核桃仁更多杜仲与大蒜两味药。

医案：曾治一人，年二十余，嗜睡无节，即动作饮食之时，亦忽然昏倒鼾睡。诊其脉两尺洪滑有力，知其肾经实而且热也。遂用黄柏、知母各八钱，茯苓、泽泻各四钱，数剂而愈。是知人之资禀不齐：心脏多恶热，而亦有宜温补者；肾脏多恶寒，而亦有宜凉泻者。是在临证时细心与之消息，不可拘于成见也。欲明心火之热力，今又得一确实证验。愚资禀素强壮，心火颇旺而相火少衰，饮食不忌寒凉，恒畏坐凉处。因此，数年来，常于食前，服生硫黄如黑豆大一块，约有四厘，甚见效验。

治心病方

1. 定心汤

定心汤中用龙眼，柏枣萸肉乳没先
生用龙牡疗怔忡，因热而病生地添

主治： 心虚怔忡。

组成： 龙眼肉一两　酸枣仁五钱，炒捣　萸肉五钱，去净核　柏子仁四钱，炒捣　生龙骨四钱，捣细　生牡蛎四钱，捣细　生明乳香一钱　生明没药一钱

加减： 心因热怔忡者，酌加生地数钱，若脉沉迟无力者，其怔忡多因胸中大气下陷，详观锡纯升陷汤后跋语及诸案自明治法。

方解： 《内经》谓"心藏神"，神既以心为舍宇，即以心中之气血为保护，有时心中气血亏损，失其保护之职，心中神明遂觉不能自主而怔忡之疾作焉。故方中用龙眼肉以补心血，枣仁、柏仁以补心气，更用龙骨入肝以安魂，牡蛎入肺以定魄。魂魄者心神之左辅右弼也，且二药与萸肉并用，大能收敛心气之耗散，并三焦之气化亦可因之团聚。特是心以行血为用，心体常有舒缩之力，心房常有启闭之机，若用药一于补敛，实恐于舒缩启闭之运动有所妨

碍，故又少加乳香、没药之流通气血者以调和之。其心中兼热用生地者，因生地既能生血以补虚，尤善凉血而清热，故又宜视热之轻重而斟酌加之也。

经典配伍：（1）柏子仁、酸枣仁：二仁用以补心气，敛心气。

（2）龙骨、牡蛎：两药在此方中主要用于安魂镇魄。

（3）乳香、没药：两药是活血行气的经典药对，锡纯常用这两药运用于气滞血瘀的各类疾病。

（4）龙眼、酸枣仁：两药为补心血、益脾气的药物组合。

2. 安魂汤

安魂汤本气血虚，惊悸不眠痰饮袭
元肉枣仁茯苓夏，生用龙牡同赭石

主治：心中气血虚损，兼心下停有痰饮，致惊悸不眠。

组成：龙眼肉六钱　酸枣仁四钱，炒捣　生龙骨五钱，捣末　生牡蛎五钱，捣末　清半夏三钱　茯苓片三钱　生赭石四钱，轧细

煎服法：若服一两剂后无效者，可于服汤药之外，临睡时用开水送服西药臭剝一瓦，借其麻痹神经之力，以收一时之效，俾汤剂易于为力也。

方解：方书谓痰饮停于心下，其人多惊悸不寐。盖

心，火也，痰饮，水也，火畏水刑，故惊悸至于不寐也。然痰饮停滞于心下者，多由思虑过度，其人心脏气血，恒因思虑而有所伤损。故方中用龙眼肉以补心血，酸枣仁以敛心气，龙骨、牡蛎以安魂魄，半夏、茯苓以清痰饮，赭石以导引心阳下潜，使之归藏于阴，以成瞑睡之功也。

经典配伍：龙眼肉、酸枣仁：前方定心汤也用这一组合，学生不才，微微揣测师意，可能龙眼、枣仁相配偏于走血分，柏子仁、酸枣仁相配偏于走气分。

医案：一媪，年五十余，累月不能眠，屡次服药无效。诊其脉有滑象，且其身形甚丰腴。知其心下停痰也。为制此汤，服两剂而愈。

治肺病方

1. 黄芪膏

> 黄芪膏用芪石膏，怀山蜜草同白茅
>
> 受寒咳嗽冬时甚，本是肺病已虚劳

主治：肺有劳病，薄受风寒即喘嗽，冬时益甚者。

组成：生箭芪四钱　生石膏四钱，捣细　净蜂蜜一两　粉甘草二钱，细末　生怀山药三钱，细末　鲜茅根四钱，锉碎，如

无鲜者可用干者二钱代之

煎服法：上药六味，先将黄芪、石膏、茅根煎十余沸去渣，澄取清汁二杯，调入甘草、山药末同煎，煎时以箸搅之，勿令二末沉锅底，一沸其膏即成。再调入蜂蜜，令微似沸，分三次温服下，一日服完，如此服之，久而自愈。然此乃预防之药，喘嗽未犯时，服之月余，能拔除病根。

方解：用黄芪以补肺之阳，山药以滋肺之阴，茅根以通肺之窍，俾肺之阴阳调和，窍络贯通，其阖辟之力自适均也。用石膏者，因其凉而能散，其凉也能调黄芪之热，其散也能助茅根之通也。用甘草者，因其味甘，归脾益土，即以生金也。用蜂蜜者，因其甘凉滑润，为清肺润肺、利痰宁嗽之要品也。茅根禀初春少阳之气，升而能散，原肺脏对宫，肝家之药也。夫肺金主敛，肝木主散，此证因肺金之敛太过，故用茅根导引肝木之气，入肺以宣散之，俾其阖辟之机自若，而喘嗽均不作矣。

凡药之名膏者，皆用其药之原汁，久经熬炼而成膏。今仅取黄芪、石膏、茅根之清汁，而调以山药、甘草之末与蜜，以成膏者何也？古人煎药，皆有火候，及药之宜先入后入，或浸水掺入；及药之宜汤、宜膏、宜丸、宜散之区别，然今人不讲久矣。如此方黄芪、茅根过炼，则宣通之力微，石膏过炼，则清凉之力减，此三味所以不宜熬膏也。然犹恐药入胃之后，由中焦而直趋下焦，其力不能灌注于肺，故加山药、蜂蜜之润而黏，甘草之和而缓者，调入成膏。使人服之，能留恋胃中不遽下，俾其由胃输脾，由脾达肺也。调之成膏者，恃山药、蜂蜜也。至甘草何不与黄芪、石膏同煎取汁，而亦为末调入？西人谓甘草微有苛（苛即薄荷）辣之味，煎之则甘味减，而苛辣之味转增。是以西人润肺之甘草水，只以开水浸之，取其味甘且清轻之气上升也。此方将甘草调入汤中，只煎一沸，亦犹西人作甘草水之意也。

3. 清金益气汤

清金益气芪牛蒡，二母玄沙生地黄
甘草治咳喑肺萎，频吐痰涎劳热匡

主治： 尪羸少气，劳热咳嗽，肺萎失音，频吐痰涎，一切肺金虚损之病。

组成： 生黄芪三钱　生地黄五钱　知母三钱　粉甘草三钱　玄参三钱　沙参三钱　川贝母二钱，去心　牛蒡子三钱，炒捣

方解： 此方锡纯并未给出方解，但是学习锡纯方到这里，也不难看出先师制方之理。黄芪、知母两药相伍，一者补肺阳，一者滋肺肾之阴，具阳升阴应云行雨施之妙。玄参、牛蒡子相配在"滋生汤"已有记载，以后诸方多有阐发，牛蒡子性滑气香，伍玄参能止嗽定喘，既能清痰涎又能养阴止嗽。生地、沙参助玄参滋阴养肺。少佐川贝以

润肺止咳，清热化痰。

经典配伍：（1）玄参、牛蒡子：见上方解。

（2）知母、贝母：二药相配，名二母散。《医方集解》云："治肺劳有热，不能服补气之剂者。用贝母化痰泻肺火，知母滋肾清肺金，取其苦能泄热，寒能胜热，润能去燥也。"其中知母寒而多液且滑利，故可壮水制火，贝母微寒质润能清热化痰泻火，二母皆为润燥之药。

医案：一妇人，年四十，上焦发热，咳吐失音，所吐之痰自觉腥臭，渐渐羸瘦，其脉弦而有力。投以清火润肺之药，数剂不效。为制此汤，于大队清火润肺药中，加生黄芪一味以助元气，数剂见轻，十余剂后，病遂痊愈。按：脉既有力矣，何以复用补气之药？脉之有力，有真有假。凡脉之真有力者，当于敦厚和缓中见之，此脾胃之气壮旺，能包括诸脏也（脾胃属土，能包括金木水火诸脏腑）。其余若脉象洪而有力，多系外感之实热。若滑而有力，多系中焦之热痰。若弦而有力，多系肝经之偏盛，尤为有病之脉，此证之脉是也。盖肺属金、肝属木，金病不能镇木，故脉现弦而有力之象。此肝木横恣，转欲侮金之象也。凡肺痿、肺痈之病，多有胁下疼者，亦系肝木偏胜所致。

4. 清金解毒汤

清金解毒即益气，黄去乳没加三七
痛成减芪银花入，咳嗽吐脓血痰宜

主治： 肺脏损烂，或将成肺痈，或咳嗽吐脓血者，又兼治肺结核。

组成： 生明乳香三钱　生明没药三钱　粉甘草三钱　生黄芪三钱　玄参三钱　沙参三钱　牛蒡子三钱，炒捣　贝母三钱　知母三钱　三七二钱，捣细，药汁送服

加减： 将成肺痈者去黄芪，加金银花三钱。

方解： 此方锡纯未给出方解，用锡纯言释锡纯意。乳香、没药二药均能行气活血，前者善透窍而理气，后者善化瘀而理血，皆性温，二药并用为宣通脏腑经络之要药。因炒用易减其流通之性，故宜生用。肺痈将成，必有气滞血瘀于肺，亟待以二药宣通之。三七粉助乳、没化瘀理血。知母、贝母合用，清热化痰，配黄芪，协调阴阳气血，方理于前方已言。玄参、牛蒡子清利肺窍，滋养肺阴。沙参助牛蒡、玄参清肺热、滋肺阴，助乳香、没药宣通肺中郁闭，徐灵胎言沙参为"肺家气分中理血药"。故融诸药而成一方，以治疗肺痈将起，肺脏已损烂之病。

经典配伍： 乳香、没药：锡纯将这两药联用，治疗各科疾病，如肢体疼痛方之金铃泻肝汤、活络效灵丹等，治

淋浊方之气淋汤，治女科方之消乳汤。

医案：一人，年四十八，咳吐痰涎甚腥臭，夜间出汗，日形羸弱。医者言不可治，求愚诊视。脉数至六至，按之无力，投以此汤，加生龙骨六钱，又将方中知母加倍，两剂汗止，又服十剂痊愈。肺结核之治法，曾详载于参麦汤下。然所论者，因肺结核而成劳瘵之治法，此方及下方，乃治肺结核而未成劳瘵者也。

5. 安肺宁嗽丸

> 安肺宁嗽用硼砂，桑叶苏子草儿茶
> 肺郁痰火兼虚热，散阖敛辟理肺家

主治：肺郁痰火及肺虚热作嗽，兼治肺结核。

组成：嫩桑叶一两　儿茶一两　硼砂一两　苏子一两，炒捣　粉甘草一两

服法：上药五味为细末，蜜作丸三钱重，早晚各服一丸，开水送下。

方解：肺脏具阖辟之机，治肺之药，过于散则有碍于阖，过于敛则有碍于辟。桑得土之精气而生（根皮甚黄燧应夏季是其明征），故长于理肺家之病，以土生金之义也。至其叶凉而宣通，最解肺中风热，其能散可知。又善固气化，治崩带脱肛（肺气旺自无诸疾），其能敛可知。敛而且散之妙用，于肺脏阖辟之机尤投合也。硼砂之性凉而滑，能通利

肺窍，儿茶之性凉而涩，能安敛肺叶。二药并用，与肺之
阖辟亦甚投合。又佐以苏子之降气定喘，甘草之益土生金，
蜂蜜之润肺清燥，所以治嗽甚效也。

经典配伍：硼砂、儿茶：医者多认为疮家专药。不知
其理痰宁嗽，皆为要品。且二药外用，能解毒化腐生肌，
故内服亦治肺结核，或肺中损烂，亦甚有效验。

6. 清凉华盖饮

清凉华盖治肺痈，胸胁隐疼时吐脓
知草丹参生没药，三七人参入天冬

主治：肺中腐烂，浸成肺痈，时吐脓血，胸中隐隐作
疼，或旁连胁下亦疼者。

组成：甘草六钱　生明没药四钱，不去油　丹参四钱　知
母四钱

加减：病剧者加三七二钱（捣细送服）。脉虚弱者，酌
加人参、天冬各数钱。

方解：肺痈者，肺中生痈疮也。然此证肺中成疮者，
十之一二，肺中腐烂者，十之八九。故治此等证，若葶苈、
皂荚诸猛烈之药，古人虽各有专方，实不可造次轻用，而
清火解毒化腐生肌之品，在所必需也。甘草为疮家解毒之
主药，且其味至甘，得土气最厚，故能生金益肺，凡肺中
虚损糜烂，皆能愈之。是以治肺痈便方，有单用生粉草四

两煎汤，频频饮之者。而西人润肺药水，亦单有用甘草制成者。特其性微温，且有壅滞之意，而调以知母之寒滑，则甘草虽多用无碍，且可借甘草之甘温，以化知母之苦寒，使之滋阴退热，而不伤胃也。丹参性凉清热，色赤活血，其质轻松，其味微辛，故能上达于肺，以宣通脏腑之毒血郁热而消融之。乳香、没药同为疮家之要药，而消肿止疼之力，没药尤胜，故用之以参赞丹参，而痈疮可以内消。三七化瘀解毒之力最优，且化瘀血而不伤新血，其解毒之力，更能佐生肌药以速于生肌，故于病之剧者加之。至脉虚者，其气分不能运化药力，方虽对证无功，又宜助以人参。而犹恐有肺热还伤肺之虞，是以又用天冬以解其热也。

医案：一人，年三十余，昼夜咳嗽，吐痰腥臭，胸中隐隐作疼，恐成肺痈，求为诊治。其脉浮而有力，右胜于左，而按之却非洪实。投以清金解毒汤，似有烦躁之意，大便又滑泻一次。自言从前服药，略补气分，即觉烦躁，若专清解，又易滑泻，故屡次延医无效也。遂改用粉甘草两半、金银花一两、知母、牛蒡子各四钱，煎汤一大碗，分十余次温饮下，俾其药力常在上焦，十剂而愈。后两月，因劳力过度旧证复发，胸中疼痛甚于从前，连连咳吐，痰中兼有脓血。再服前方不效，为制此汤，两剂疼止。为脉象虚弱，加野台参三钱、天冬四钱，连服十剂痊愈。

治呕吐方

1. 镇逆汤

镇逆参赭龙胆草，吴萸青黛夏姜芍
胆火上冲胃气逆，呕吐诸证服之消

主治： 呕吐，因胃气上逆，胆火上冲者。

组成： 生赭石六钱，细轧　青黛二钱　清半夏三钱　生杭芍四钱　龙胆草三钱　吴茱萸一钱　生姜二钱　野台参二钱

方解： 此方锡纯未给出方解，师其法而试述制方之理：因胃气上逆，胆火上冲致吐，故宜标本同治，以龙胆草泻上冲之胆火。胆火上冲，肝胆络属，肝火岂有不助胆火之理？故用青黛清肝，芍药柔肝，吴茱萸、生赭石降肝之逆气。半夏降胃气而止呕吐，生姜助半夏之力且制其偏。锡纯或虑方中之药易伤中焦，故用人参二两入药，把守中土，不使敌去城空，邪去正虚。

2. 薯蓣半夏粥

薯蓣半夏粥加糖，热用柿蒂凉干姜
气逆上冲呕不止，妙在山药黏胃肠

主治： 胃气上逆，冲气上冲，以致呕吐不止，闻药气则呕吐益甚，诸药皆不能下咽者。

组成： 生山药一两，轧细　清半夏一两

煎服法： 上二味，先将半夏用微温之水淘洗数次，不使分毫有矾味。用煮菜小锅（勿用药甋）煎取清汤约两杯半，去渣调入山药细末，再煎两三沸，其粥即成，和白砂糖食之。

加减： 若上焦有热者，以柿霜代砂糖，凉者用粥送服干姜细末半钱许。

方解： 从来呕吐之证，多因胃气、冲气并而上逆。半夏为降胃安冲之主药，故《金匮》治呕吐，有大、小半夏汤。特是呕者，最忌矾味，而今之坊间鬻者，虽清半夏亦有矾，故必将矾味洗净，而后以治呕吐，不至同于抱薪救火也。其多用至一两者，诚以半夏味本辛辣，因坊间治法太过，辣味全消，又经数次淘洗，其力愈减，必额外多用之，始能成降逆止呕之功也。而必与山药作粥者，凡呕吐之人，饮汤则易吐，食粥则借其稠黏留滞之力，可以略存胃腑，以待药力之施行。且山药，在上大能补肺生津，则

多用半夏，不虑其燥，在下大能补肾敛冲，则冲气得养，自安其位。且与半夏皆无药味，故用于呕吐甚剧，不能服药者尤宜也。

治膈食方

参赭培气汤

参赭培气归天冬，半夏知母柿苁蓉
治膈食需补中气，清痰理气兼安冲

主治： 膈食。

组成： 潞党参六钱　天门冬四钱　生赭石八钱，轧细　清半夏三钱　淡苁蓉四钱　知母五钱　当归身三钱　柿霜饼五钱，服药后含化徐徐咽之

方解： 人之一身，自飞门以至魄门，一气主之，亦一气悬之。故人之中气充盛，则其贲门（胃之上口）宽展，自能容受水谷，下通幽门（胃之下口）以及小肠、大肠，出为二便，病何由而作？若中气衰惫，不能撑悬于内，则贲门缩小，以及幽门、小肠、大肠皆为之紧缩。观膈证之病剧者，大便如羊矢，固因液短，实亦肠细也。况中气不旺，胃气不能息息下降，而冲气转因胃气不降，而乘虚上干，致痰涎亦随逆气上并，以壅塞贲门。夫此时贲门已缩如藕

孔，又加逆气痰涎以壅塞其间，又焉能受饮食以下达乎？故治此证者，当以大补中气为主，方中之人参是也。以降逆安冲为佐，以清痰理气为使，方中之赭石、半夏、柿霜是也。又虑人参性热、半夏性燥，故又加知母、天冬、当归、柿霜以清热润燥、生津生血也。用苁蓉者，以其能补肾，即能敛冲，冲气不上冲，则胃气易于下降。且患此证者，多有便难之虞，苁蓉与当归、赭石并用，其润便通结之功又甚效也。若服数剂无大效，当系贲门有瘀血，宜加三棱、桃仁各二钱。

医案：（1）族家姑，年五旬有六，初觉饮食有碍，后浸增重，惟进薄粥，其脉弦细无力。盖生平勤俭持家，自奉甚薄，劳心劳力又甚过。其脉之细也，因饮食菲薄而气血衰；其脉之弦也，因劳心过度而痰饮盛也。姑上有两姊，皆以此疾逝世，气同者其病亦同，惴惴自恐不愈。愚毅然以为可治，投以此汤，加白术二钱、龙眼肉三钱，连服十余剂痊愈。

（2）堂侄女，年四十八岁，素羸弱多病。因自理家务，劳心过度，恒彻夜不寐。于癸卯夏日得膈证。时愚远出，遂延他医调治，屡次无效。及愚旋里，病势已剧。其脉略似滑实，重按无力。治以此汤，加龙眼肉五钱，两剂见轻，又服十余剂痊愈。

治吐衄方

1. 寒降汤

> 寒降赭石半夏蒌，白芍竹茹蒡草收
> 胃热不降致吐衄，寒凉重坠此方优

主治： 吐血、衄血，脉洪滑而长，或上入鱼际，此因热而胃气不降也，以寒凉重坠之药，降其胃气则血止矣。

组成： 生赭石六钱，轧细　清半夏三钱　蒌仁四钱，炒捣　生杭芍四钱　竹茹三钱　牛蒡子三钱，炒捣　粉甘草钱半

方解：《金匮》治心气不足吐衄，有泻心汤，大黄与黄连、黄芩并用，后世未窥仲景制方之意，恒多误解。不知所谓心气不足者，非不足也，若果不足，何又泻之？盖此证因阳明胃腑之热，上逆冲心，以致心中怔忡不安，若有不足之象。仲景从浅处立说，冀人易晓，遂以心气不足名之。故其立方，独本《内经》吐血、衄血，责重阳明不降之旨，用大黄直入阳明之腑，以降其逆上之热，又用黄芩以清肺金之热，使其清肃之气下行，以助阳明之降力，黄连以清心火之热，使其元阳潜伏，以保少阴之真液，是泻之实所以补之也。且黄连之性肥肠止泻，与大黄并用，又能逗留大黄之力，使之不至滑泻，故吐衄非因寒凉者，

服之莫不立愈。且愈后而瘀血全消，更无他患，真良方也。即使心气果系不足，而吐衄不止将有立危之势，先用泻心汤以止其吐衄，而后从容调补，徐复其正，所谓急则治标，亦医家之良图也。乃世人竟畏大黄力猛，不敢轻用，即或用之，病家亦多骇疑。是以愚不得已，拟此寒降汤，重用赭石，以代大黄降逆之力，屡次用之，亦可随手奏效也。后世本草谓血证忌用半夏，以其辛而燥也。子所拟寒降汤，治吐衄之因热者，方中仍用半夏，不虑其辛燥伤血乎？答曰：血证须有甄别，若虚劳咳嗽，痰中带血，半夏诚为所忌。若大口吐血，或衄血不止，虽虚劳证，亦可暂用半夏以收一时之功，血止以后，再徐图他治。盖吐血之证，多由于胃气挟冲气上逆，衄血之证，多由于胃气冲气上逆，并迫肺气亦上逆。《内经》厥论篇曰：阳明厥逆，喘咳身热，善惊衄、呕血。煌煌圣言，万古不易。是治吐衄者，原当以降阳明之厥逆为主，而降阳明胃气之逆者，莫半夏若也。

医案：（1）一童子，年十四，陡然吐血，一昼夜不止，势甚危急，求为诊视。其脉洪长，右部尤重按有力。知其胃气因热不降，血随逆气上升也。为拟此汤，一剂而愈，又服一剂，脉亦和平。

（2）一人，年十八，偶得吐血证，初不甚剧。因医者误治，遂大吐不止。诊其脉如水上浮麻，莫辨至数，此虚弱之极候也。若不用药立止其血，危可翘足而待。遂投以此汤，去竹茹，加生山药一两，赭石改用八钱，一剂血止。

再诊其脉，左右皆无，重按亦不见。愚不禁骇然。询之心中亦颇安稳，惟觉酸懒无力。忽忆吕沧洲曾治一发斑证，亦六脉皆无。沧洲谓：脉者，血之波澜，今因发斑伤血，血伤不能复作波澜，是以不见，斑消则脉出矣。遂用白虎加人参汤，化其斑毒，脉果出（详案在青盂汤下）。今此证大吐亡血，较之发斑伤血尤甚，脉之重按不见，或亦血分虚极，不能作波澜欤？其吐之时，脉如水上浮麻者，或因气逆火盛，强迫其脉外现欤？不然闻其诊毕还里（相距十里），途中复连连呕吐，岂因路间失血过多欤？踌躇久之，乃放胆投以大剂六味地黄汤，减茯苓、泽泻三分之二，又加人参、赭石各数钱，一剂脉出。又服平补之药二十余剂，始复初。

2. 温降汤

温降夏赭朴两姜，术芍山药八味裹
虚而食滞不能化，和降胃气温其凉

主治： 吐衄脉虚濡而迟，饮食停滞胃口，不能消化，此因凉而胃气不降也，以温补开通之药，降其胃气，则血止矣。

组成： 白术三钱　清半夏三钱　生山药六钱　干姜三钱　生赭石六钱，轧细　生杭芍二钱　川厚朴钱半　生姜二钱

方解： 试述其方义：因寒凉客胃，治寒需予热，故

以干姜温受寒之中土，配伍苦温之白术，共建中阳，再配伍厚朴，调理中焦气机。用辛温苦降之半夏，一以降上逆之胃气，一以温客邪之寒气。生姜助半夏止呕，赭石镇逆气。至于余药之妙用，书中自有记载："或问：此汤以温降为名，用药宜热不宜凉矣。乃既用干姜之热，复用芍药之凉，且用干姜而更用生姜者何也？答曰：脾胃与肝胆，左右对待之脏腑也。肝胆属木，中藏相火，其性恒与热药不宜。用芍药者，所以防干姜之热力入肝也。且肝为藏血之脏，得芍药之凉润者以养之，则宁谧收敛而血不妄行。更与生姜同用，且能和营卫，调经络，引血循经，此所以用干姜又用生姜也。"

医案： 一童子，年十三岁，一日之间衄血四次。诊其脉甚和平，询其心中不觉凉热。因思吐衄之证热者居多，且以童子少阳之体，时又当夏令，遂略用清凉止血之品。衄益甚，脉象亦现微弱，知其胃气因寒不降，转迫血上逆而为衄也。投以拙拟温降汤，一剂即愈。

3. 清降汤

清降山药草茱萸，牛蒡芍药赭夏齐
热喘呃晕悸不寐，诸证蜂起缘阳虚

主治： 因吐衄不止，致阴分亏损，不能潜阳而作热，不能纳气而作喘。甚或冲气因虚上干，为呃逆、为眩晕。

心血因虚甚不能内荣，为怔忡、为惊悸不寐。或咳逆，或自汗诸虚证蜂起之候。

组成： 生山药一两　清半夏三钱　净萸肉五钱　生赭石六钱，轧细　牛蒡子二钱，炒捣　生杭芍四钱　甘草钱半

方解： 此方锡纯虽只给出主治、组成，但对其主治描述详细。上述诸证多是因虚而作，无论是阴虚不能潜阳作喘，或者是因虚不能纳气致呃逆、眩晕，再或者是血虚不能内荣而有心病症状，均用山药健脾益肾而补下元之虚，滋润血脉而荣已少之血，宁喘定嗽而治喘嗽，强志育神而平惊悸怔忡、助益睡眠。山茱萸本为一常用本草，但在锡纯手中常能化简单为神奇，疗重症而起沉疴。此方用山药补而山萸敛，共达补敛之效。赭石与萸肉配，加镇逆之力；白芍与萸肉伍，增收敛之功。半夏降逆止呕。

4. 保元寒降汤

保元降汤分清寒，参赭药芍牛蒡攒
寒用知母三七地，清以芡实甘草全

主治： 吐血过多，气分虚甚，喘促咳逆，血脱而气亦将脱。其脉上盛下虚，上焦兼烦热者。

组成： 生山药一两　野台参五钱　生赭石八钱，轧细　知母六钱　大生地六钱　生杭芍四钱　牛蒡子四钱，炒捣　三七二钱，细轧，药汁送服

医案：一叟，年六十四，素有痨疾，因痨嗽太甚，呕血数碗。其脉摇摇无根，或一动一止，或两三动一止。此气血虚极，将脱之候也。诊脉时见其所嗽吐者，痰血相杂。询其从前呕吐之时心中发热。为制此汤，一剂而血止，又服数剂脉亦调匀。

5. 保元清降汤

见保元寒降汤。

主治：吐衄证，其人下元虚损，中气衰惫，冲气胃气因虚上逆，其脉弦而硬急，转似有力者。

组成：野台参五钱　生赭石八钱，轧细　生芡实六钱　生山药六钱　生杭芍六钱　牛蒡子二钱，炒捣　甘草钱半

方解：试述其方义：保元清降汤与保元寒降汤，两方用药有大部分相似，药物相似是因两方所治病之病机有相似之处：均是下元虚惫，因虚不能收敛而逆气。故两方均用人参、赭石、山药、白芍、牛蒡子。其中人参补虚惫之下元，山药助之。白芍收敛不能固之气，赭石重镇以镇逆气。牛蒡子能清降同时又能升发，降逆气时略顺其逆，不至于镇压太过而致逆气奋起抗衡。笔者猜测用牛蒡子升散之性用于此方或许与镇肝息风汤中麦芽、川楝子的生发之气略有相似，不知如此比类当否。保元寒降汤中又有知母、生地、三七。其中知母寒凉入肺而清其热，生地滋阴

更清其热，三七粉用汤药送服止血。保元清降汤有芡实、甘草。芡实补益脾肾，助人参、山药共补元气，助山萸、白芍同敛元气。

6. 秘红丹

血证不愈秘红丹，胃郁气逆责之肝
肉桂平肝黄降胃，赭石辅之济热寒

主治： 肝郁多怒，胃郁气逆，致吐血、衄血及吐衄之证屡服他药不效者，无论因凉因热，服之皆有捷效。

组成： 川大黄一钱，为细末　油肉桂一钱，细末　生赭石六钱，细末

服法： 上药三味，将大黄末、肉桂末和匀，用赭石末煎汤送下。

方解： 平肝之药，以桂为最要，肝属木，木得桂则枯也（以桂作钉钉树，其树立枯），而单用之则失于热。降胃止血之药，以大黄为最要（观《金匮》治吐衄有泻心汤重用大黄可知），胃气不上逆，血即不逆行也，而单用之又失于寒。若二药并用，则寒热相济，性归和平，降胃平肝，兼顾无遗。况俗传方，原有用此二药为散，治吐血者，用于此证当有捷效。而再以重坠之药辅之，则力专下行，其效当更捷也。遂用大黄、肉桂细末各一钱和匀，更用生赭石细末煎汤送下，吐血顿愈，恼怒之梦亦从此不作。后又遇吐血者数

人，投以此方，皆随手奏效。至其人身体壮实而暴得吐血者，又少变通其方，大黄、肉桂细末各用钱半，将生赭石细末六钱与之和匀，分三次服，白开水送下，约点半钟服一次。

经典配伍： 大黄、肉桂：二药一寒一热，同用可相制相成，大黄得肉桂不至过寒，肉桂得大黄不至过热，若运用得当，二药可各司其职，各归其位。

医案： 一妇人，年近三旬，咳嗽痰中带血，剧时更大口吐血，常觉心中发热。其脉一分钟九十至，按之不实。投以滋阴宁嗽降火之药数剂无效。因思此证，若用药专止其嗽，嗽愈其吐血亦当愈。遂用川贝九钱，煎取清汤四茶盅，调入生山药细末一两，煮作稀粥。俾于一日连进二剂，其嗽顿止（此方可为治虚嗽良方），吐血证亦遂愈。数日后，觉血气上潮，肺复作痒而嗽，因此又复吐血。自言夜间睡时，常作生气恼怒之梦，怒极或梦中哭泣，醒后必然吐血。据所云云，其肝气必然郁遏，遂改用舒肝（连翘、薄荷不可多用）泻肝（龙胆、楝子）之品，而以养肝（柏子仁、生阿胶）镇肝（生龙骨、生牡蛎）之药辅之，数剂病稍轻减。而犹间作恼怒之梦，梦后仍复吐血。欲辞不治，病家又信服难却，再三踌躇而制此方以治之。

7. 二鲜饮

二鲜痰血因虚劳，鲜用藕片与白茅
大便若硬茅减半，加入山药作茶熬
前证若兼有虚热，三鲜加蓟法亦高

主治： 虚劳证，痰中带血。

组成： 鲜茅根四两，切碎　鲜藕四两，切片
煮汁常常饮之，旬日中自愈。

加减： 若大便滑者，茅根宜减半。再用生山药细末两许，调入药汁中，煮作茶汤服之。

方解： 茅根善清虚热而不伤脾胃，藕善化瘀血而兼滋新血，合用之为涵养真阴之妙品。且其形皆中空，均能利水，血亦水属，故能引泛滥逆上之血徐徐下行，安其部位也。茅根遍地皆有，春初秋末，其根甚甜，用之尤佳。至于藕以治血证，若取其化瘀血，则红莲者较优。若用以止吐衄，则白莲者胜于红莲者。

医案： 堂兄赞宸，年五旬，得吐血证，延医治疗不效。脉象滑数，摇摇有动象，按之不实。时愚在少年，不敢轻于疏方，因拟此便方，煎汤两大碗，徐徐当茶温饮之，当日即见愈，五六日后病遂脱然。自言未饮此汤时，心若虚悬无着，既饮后，觉药力所至，若以手按心，使复其位，此其所以愈也。

8. 三鲜饮

见二鲜饮。

主治：同前证兼有虚热者。

组成：即前方加鲜小蓟根二两。

方解：大、小蓟皆能清血分之热，以止血热之妄行，而小蓟尤胜。凡因血热妄行之证，单用鲜小蓟根数两煎汤，或榨取其自然汁，开水冲服，均有捷效，诚良药也。医者多视为寻常土物而忽之，可谓贵耳贱目矣。小蓟茎中生虫，即结疙瘩如小枣。若取其鲜者十余枚捣烂，开水冲服，治吐衄之因热者甚效。

医案：邻村李心泉，愚之诗友也，曾告愚曰："余少年曾得吐血证，屡次服药不效，后得用小蓟疙瘩便方，服一次即愈。因呼之谓清凉如意珠，真药中之佳品也。"

9. 化血丹

止血化瘀化血丹，花蕊三七血余炭
咳血兼疗二便血，经验得来两相参

主治：咳血，兼治吐衄，理瘀血，及二便下血。

组成：花蕊石三钱，煅存性　三七二钱　血余一钱，煅存性

服法：共研细，分两次，开水送服。

方解：世医多谓三七为强止吐衄之药，不可轻用，非也。盖三七与花蕊石同为止血之圣药，又同为化血之圣药，且又化瘀血而不伤新血，以治吐衄，愈后必无他患。此愚从屡次经验中得来，故敢确实言之。即单用三七四五钱，或至一两，以治吐血、衄血及大小便下血皆效。常常服之，并治妇女经闭成癥瘕。至血余，其化瘀血之力不如花蕊石、三七，而其补血之功则过之。以其原为人身之血所生，而能自还原化，且煅之为炭，而又有止血之力也。

经典配伍：三七、花蕊石：二药配伍，既能止血又可活血。

医案：曾治一童子，年十五，大便下血，数月不愈，所下者若烂炙，杂以油膜，医者诿谓不治。后愚诊视其脉，弦数无力。俾用生山药轧细作粥，调血余炭六七分服之，日二次，旬日痊愈。

10. 补络补管汤

补络补管龙牡萸，煎汤送服纳三七
血尤不止加赭石，酸敛收涩见效奇

主治：咳血、吐血，久不愈者。

组成：生龙骨一两，捣细　生牡蛎一两，捣细　萸肉一两，去净核　三七二钱，研细，药汁送服

加减：服之血犹不止者，可加赭石细末五六钱。

方解：张景岳谓："咳嗽日久，肺中络破，其人必咳血。"西人谓："胃中血管损伤破裂，其人必吐血。"龙骨、牡蛎、萸肉，性皆收涩，又兼具开通之力（三药之性，详既济汤、来复汤与理郁升陷汤、清带汤下），故能补肺络，与胃中血管，以成止血之功，而又不至有遽止之患，致留瘀血为恙也。又佐以三七者，取其化腐生新，使损伤之处易愈，且其性善理血，原为治衄之妙品也。偶与友人景山谈及，景山谓："余治吐血，亦用兄补络补管汤，以三七代乳香、没药，则其效更捷。"愚闻之遂欣然易之。景山又谓："龙骨、牡蛎能收敛上溢之热，使之下行，而上溢之血，亦随之下行归经。至萸肉为补肝之妙药，凡因伤肝而吐血者，萸肉又在所必需也。且龙骨、牡蛎之功用神妙无穷。即脉之虚弱已甚，日服补药毫无起象，或病虚极不受补者，投以大剂龙骨、牡蛎，莫不立见功效，余亦不知其何以能然也。"愚曰："人身阳之精为魂，阴之精为魄。龙骨能安魂，牡蛎能强魄。魂魄安强，精神自足，虚弱自愈也。是龙骨、牡蛎，固为补魂魄精神之妙药也"。

医案：一妇人，年三十许，咳血三年，百药不效，即有愈时，旋复如故。后愚为诊视，其夜间多汗，遂用净萸肉、生龙骨、生牡蛎各一两煎服，以止其汗。一剂汗止，再服一剂，咳血之病亦愈。自此永不反复。盖从前之咳血久不愈者，因其肺中之络，或胃中血管有破裂处，萸肉与龙骨、牡蛎同用以涩之敛之，故咳血亦随之愈也。

11. 化瘀理膈丹

化瘀理膈丹，三七同鸦胆
用药不当或外伤，时常觉气短

主治： 力小任重，努力太过，以致血瘀膈上，常觉短气。若吐血未愈者，多服补药或凉药，或多用诸药炭，强止其血，亦可有此病，皆宜服此药化之。

组成： 三七二钱，捣细　鸭蛋子四十粒，去皮

服法： 上药二味，开水送服，日两次。凡服鸭蛋子，不可嚼破，若嚼破即味苦不能下咽，强下咽亦多呕出。

方解： 此方锡纯未言制方之理，试述之：三七善化瘀血，本方主治或气滞、或外伤致瘀者，皆可用三七治之。方后锡纯详细记载了用三七治疗胸中气滞血瘀案，可见其胆大心细审证之准，用药之精！锡纯认为鸦胆子能凉血清热而治热性赤痢，能治疮解毒，疗花柳毒淋及梅毒，还能治疣。并未言明何以治胸中瘀血，于此处，实是不知为何用鸦胆子一药，只待留疑而后验证之。

医案：（1）一童子，年十四，夏日牧牛野间。众牧童嬉戏，强屈其项背，纳头袴中，倒缚其手，置而弗顾，戏名为看瓜。后经人救出，气息已断。俾盘膝坐，捶其腰背，多时方苏。惟觉有物填塞胸膈，压其胸中大气，妨碍呼吸。剧时气息仍断，两目上翻，身躯后挺。此必因在袴中闷极

之时努挣不出，热血随努挣之气力上溢，而停于膈上也。俾单用三七三钱捣细，开水送服，两次痊愈。

（2）一人，年四十七，素患吐血。医者谓其虚弱，俾服补药，连服十余剂，觉胸中发紧，而血溢不止。后有人语以治吐血便方，大黄、肉桂各五分轧细，开水送服，一剂血止。然因从前误服补药，胸中常觉不舒，饮食减少，四肢酸懒无力。愚诊之，脉似沉牢，知其膈上瘀血为患也。俾用鸭蛋子五十粒去皮，糖水送服，日两次，数日而愈。

治消渴方

锡纯用治消渴方，滋膵饮同玉液汤
金花知味葛芪药，芪药猪胰萸地黄

1. 玉液汤

玉液汤中芪葛根，鸡金知味药花粉
清阳上行生热力，脾肾同温除湿能

主治：消渴。消渴，即西医所谓糖尿病，忌食甜物。

组成：生山药一两　生黄芪五钱　知母六钱　生鸡内金二钱，捣细　葛根钱半　五味子三钱　天花粉三钱

方解： 消渴之证，多由于元气不升，此方乃升元气以止渴者也。方中以黄芪为主，得葛根能升元气。而又佐以山药、知母、花粉以大滋真阴。使阳升而阴应，自有云行雨施之妙也。用鸡内金者，因此证尿中皆含有糖质，用之以助脾胃强健，化饮食中糖质为津液也。用五味者，取其酸收之性，大能封固肾关，不使水饮急于下趋也。

医案： （1）尝治一少年，咽喉常常发干，饮水连连，不能解渴。诊其脉微弱迟濡。投以四君子汤，加干姜、桂枝尖，一剂而渴止矣。又有湿热郁于中焦作渴者，苍柏二妙散、丹溪越鞠丸，皆可酌用。

（2）邑人某，年二十余，贸易津门，得消渴证。求津门医者，调治三阅月，更医十余人不效，归家就医于愚。诊其脉甚微细，旋饮水旋即小便，须臾数次。投以玉液汤，加野台参四钱，数剂渴见止，而小便仍数，又加萸肉五钱，连服十剂而愈。

附

张锡纯对消渴病的认识：尝因化学悟出治消渴之理。今试以壶贮凉水置炉上，壶外即凝有水珠，恒至下滴。迫壶热则其水珠即无。盖炉心必有氢气上升，与空气中之氧气合，即能化水，着于凉水壶上，即可成珠下滴。迫壶热则所着之水，旋着旋即涸去，故又不见水。人腹中之气化壮旺，清阳之气息息上升，其中必挟有氢气上升，与自肺吸进之氧气相合，亦能化水，着于肺胞之上，而为津液。

津液充足，自能不渴。若其肺体有热，有如炉上壶热，所着之水旋即涸去，此渴之所由来也。当治以清热润肺之品，若因心火热而壅肺者，更当用清心之药；若肺体非热，因腹中气化不升，氢气即不能上达于肺，与吸进之氧气相合而生水者，当用升补之药，补其气化，而导之上升，此拙拟玉液汤之义也。然氢气必随清阳上升，而清阳实生于人身之热力，犹炉心有火，而炉心始有氢气上升也。故消渴之证，恒有因脾胃湿寒、真火衰微者，此肾气丸所以用桂、附，而后世治消渴，亦有用干姜、白术者。方书消证，分上消、中消、下消。谓上消口干舌燥，饮水不能解渴，系心移热于肺，或肺金本体自热不能生水，当用人参白虎汤；中消多食犹饥，系脾胃蕴有实热，当用调胃承气汤下之；下消谓饮一斗溲亦一斗，系相火虚衰，肾关不固，宜用八味肾气丸。白虎加人参汤，乃《伤寒论》治外感之热传入阳明胃腑以致作渴之方。方书谓上消者宜用之，此借用也。愚曾试验多次，然必胃腑兼有实热者，用之方的。中消用调胃承气汤，此须细为斟酌，若其右部之脉滑而且实，用之犹可，若其人饮食甚勤，一时不食即心中怔忡，且脉象微弱者，系胸中大气下陷，中气亦随之下陷，宜用升补气分之药，而佐以收涩之品与健补脾胃之品，拙拟升陷汤后有治验之案可参观。若误用承气下之，则危不旋踵。至下消用八味肾气丸，其方《金匮》治男子消渴，饮一斗溲亦一斗。而愚尝试验其方，不惟治男子甚效，治女子亦甚效。曾治一室女得此证，用八味丸变作汤剂，按后世法，地黄

用熟地、桂用肉桂，丸中用几两者改用几钱，惟茯苓、泽
泻各用一钱，两剂而愈。后又治一少妇得此证，投以原方
不效，改遵古法，地黄用干地黄（即今生地），桂用桂枝，分
量一如前方，四剂而愈。此中有宜古宜今之不同者，因其
证之凉热，与其资禀之虚实不同耳。

2. 滋膵饮

滋膵饮用山药芪，生地萸肉加猪胰
补脾固肾治消渴，以脏补脏古有之

主治：消渴。

组成：生箭芪五钱　大生地一两　生怀山药一两　净萸
肉五钱　生猪胰子三钱，切碎

煎服法：上五味，将前四味煎汤，送服猪胰子一半，
至煎渣时，再送服余一半。

加减：若遇中、上二焦积有实热，脉象洪实者，可先
服白虎加人参汤数剂，将实热消去强半，再服此汤，亦能
奏效。

方解：消渴一证，古有上中下之分，谓其证皆起于中
焦而极于上下。究之无论上消、中消、下消，约皆渴而多
饮多尿，其尿有甜味。是以《圣济总录》论消渴谓："渴而
饮水多，小便中有脂，似麸而甘。"至谓其证起于中焦，是
诚有理，因中焦膵病而累及于脾也。盖膵为脾之副脏，在

中医书中，名为"散膏"，即扁鹊《难经》所谓脾有"散膏"半斤也（胰尾衔接于脾门，其全体之动脉又自脾脉分支而来，故与脾有密切之关系）。有时膵脏发酵，多酿甜味，由水道下陷，其人小便遂含有糖质。迨至膵病累及于脾，致脾气不能散精达肺（《内经》谓脾气散精上达于肺）则津液少，不能通调水道（《内经》谓通调水道下归膀胱）则小便无节，是以渴而多饮多溲也。尝阅《申报》有胡适之者，因病消渴，求治于北平协和医院，久而无效，惧而旋里，亦以为无药可医矣。其友劝其延中医治疗，服药竟愈。所用方中以黄芪为主药，为其能助脾气上升，还其散精达肺之旧也。《金匮》有肾气丸，善治消渴。其方以干地黄（即生地黄）为主，取其能助肾中之真阴，上潮以润肺，又能协同山萸肉以封固肾关也。又向因治消渴，曾拟有玉液汤，方中以生怀山药为主，屡试有效。近阅医报且有单服山药以治消渴而愈者。以其能补脾固肾，以止小便频数，而所含之蛋白质，又能滋补膵脏，使其"散膏"充足，且又色白入肺，能润肺生水，即以止渴也。又俗传治消渴方，单服生猪胰子可愈。盖猪胰子即猪之膵，是人之病，而可补以物之也。此亦犹鸡内金，诸家本草皆谓其能治消渴之理也。鸡内金与猪胰子，同为化食之物也。愚因集诸药，合为一方，以治消渴，屡次见效。

治癃闭方

1. 宣阳汤

宣阳济阴合用宜，阴阳两虚不能溺
参麦灵仙地肤子，地肤芍药龟熟地

主治：阳分虚损，气弱不能宣通，致小便不利。

组成：野台参四钱　威灵仙钱半　寸麦冬六钱，带心　地肤子一钱

方解：见济阴汤方解。

经典配伍：人参、威灵仙：两药并用，锡纯常用治气虚小便不利，效佳。

2. 济阴汤

见宣阳汤。

主治：阴分虚损，血亏不能濡润，致小便不利。

组成：怀熟地一两　生龟板五钱，捣碎　生杭芍五钱　地肤子一钱

方解：阴分阳分俱虚者，二方并用，轮流换服，如下

案所载服法，小便自利。一方，以人参为君，辅以麦冬以济参之热，灵仙以行参之滞，少加地肤子为向导药，名之曰宣阳汤。一方以熟地为君，辅以龟板以助熟地之润，芍药以行熟地之滞（芍药善利小便，故能行熟地之泥），亦少加地肤子为向导药，名之曰济阴汤。二方轮流服之，先服济阴汤，再服宣阳汤，又再服济阴汤。可有尿畅肿消之功效。

医案：一媪，年六十余，得水肿证，延医治不效。时有专以治水肿名者，其方秘而不传。服其药自大便泻水数桶，一身肿尽消，言忌咸百日，可保永愈。数日又见肿，旋复如故。服其药三次皆然，而病人益衰惫矣。盖未服其药时，即艰于小便，既服药后，小便滴沥全无，所以旋消而旋肿也。再延他医，皆言服此药，愈后复发者，断乎不能调治。后愚诊视，其脉数而无力。愚曰：脉数者阴分虚也，无力者阳分虚也。膀胱之腑，有下口无上口，水饮必随气血流行，而后能达于膀胱，出为小便。《内经》所谓"州都之官，津液藏焉，气化则能出"者是也。此脉阴阳俱虚，致气化伤损，不能运化水饮以达膀胱，此小便所以滴沥全无也。用上两方，上述之法，二方轮流服之，先服济阴汤，取其贞下起元也。服至三剂，小便稍利。再服宣阳汤，亦三剂，小便大利。又再服济阴汤，小便直如泉涌，肿遂尽消。

3. 白茅根汤

茅根鲜用煮成汤，不宜久煎沉底尝

阴不化阳成水肿，牛肉终生禁胃肠

主治： 阳虚不能化阳，小便不利，或有湿热壅滞，以致小便不利，积成水肿。

组成： 白茅根一斤，掘取鲜者，去净皮与节间小根，细切

煎服法： 将茅根用水四大碗煮一沸，移其锅置炉旁，候十数分钟，视其茅根若不沉水底，再煮一沸，移其锅置炉旁，须臾视其根皆沉水底，其汤即成。去渣温服多半杯，日服五六次，夜服两三次，使药力相继，周十二时，小便自利。

方解： 茅根形象中空，颇类芦根。鲜者煮稠汁饮之，则其性微凉，其味甘而且淡。为其凉也，故能去实火。为其甘也，故能清虚热。为其淡也，故能利小便。故又能宣通脏腑，畅达经络，兼治外感之热，而利周身之水也。然必须如此煮法，服之方效。若久煎，其清凉之性及其宣通之力皆减，服之即无效矣。所煮之汤，历一昼夜即变绿色，若无发酵之味，仍然可用。

医案：（1）一妇人，年四十余，得水肿证。其翁固诸生，而精于医者，自治不效，延他医诊治亦不效。偶与愚遇，问有何奇方，可救此危证。因细问病情，知系阴虚有

热，小便不利。遂俾用鲜茅根煎浓汁，饮旬日痊愈。

（2）一媪，年六十余，得水肿证。医者用药，治愈三次皆反复，再服前药不效。其子商于梓匠，欲买棺木，梓匠固其亲属，转为求治于愚。因思此证反复数次，后服药不效者，必是病久阴虚生热，致小便不利。细问病情，果觉肌肤发热，心内作渴，小便甚少。俾单用鲜白茅根煎汤，频频饮之，五日而愈。

按： 凡膨胀，无论或气，或血，或水肿。治愈后，皆终身忌食牛肉。盖牛肉属土，食之能壅滞气血，且其彭亨之形，有似腹胀，故忌之也。医者治此等证，宜切嘱病家，慎勿误食。

4. 温通汤

> 温通汤疗下焦寒，闭塞水道小便难
> 散寒通窍化凝滞，椒目茴香威灵仙
> 凉甚肉桂姜附入，汤纳人参气虚掺

主治： 下焦受寒，小便不通。

组成： 椒目八钱，炒捣　小茴香二钱，炒捣　威灵仙三钱

加减： 凉甚者，肉桂、附子、干姜皆可酌加。气分虚者，更宜加人参助气分以行药力。

方解： 人之水饮，由三焦而达膀胱。三焦者，身内脂膜也。曾即物类验之，其脂膜上皆有微丝血管，状若红绒

毛，即行水之处。此管热则膨胀，凉则凝滞，皆能闭塞水道。若便浊兼受凉者，更凝结稠黏堵塞溺管，滴沥不通。故以椒目之滑而温、茴香之香而热者，散其凝寒，即以通其窍络。更佐以灵仙温窜之力，化三焦之凝滞，以达膀胱，即化膀胱之凝滞，以达溺管也。

经典配伍：椒目、茴香：两者皆药食同源之品，同用辛香温散，锡纯常配伍而用。

5. 加味苓桂术甘汤

加味苓桂术甘汤，参附灵仙与干姜
水肿脉沉迟无力，三焦温煦助其阳

主治：水肿小便不利，其脉沉迟无力，自觉寒凉者。

组成：於术三钱　桂枝尖二钱　茯苓片二钱　甘草一钱　干姜三钱　人参三钱　乌附子二钱　威灵仙一钱五分

加减：肿满之证，忌用甘草，以其性近壅滞也。惟与茯苓同用，转能泻湿满，故方中未将甘草减去。若肿胀甚剧，恐其壅滞者，去之亦可。服药数剂后，小便微利；其脉沉迟如故者，用此汤送服生硫黄末四五厘。若不觉温暖，体验渐渐加多，以服后移时觉微温为度。

方解：人之水饮，非阳气不能宣通。上焦阳虚者，水饮停于膈上。中焦阳虚者，水饮停于脾胃。下焦阳虚者，水饮停于膀胱。水饮停蓄既久，遂渐渍于周身，而头面肢体皆肿，甚或腹如抱瓮而膨胀成矣。此方用苓桂术甘汤，以助上焦之阳。即用甘草协同人参、干姜，以助中焦之阳。又人参同附子名参附汤（能固下焦元阳将脱），协同桂枝更能助下焦之阳（桂枝上达胸膈，下通膀胱故肾气丸用桂枝不用肉桂）。三焦阳气宣通，水饮亦随之宣通，而不复停滞为患矣。至灵仙与人参并用，治气虚小便不利甚效（此由实验而知，故前所载宣阳汤并用之）。而其通利之性，又能运化术、草之补力，俾胀满者服之，毫无滞碍，故加之以为佐使也。若药服数剂后，脉仍如故，病虽见愈，实无大效，此真火衰微太甚，恐非草木之品所能成功。故又用生硫黄少许，以补助相火。诸家本草谓其能使大便润，小便长，补火之中大有行水之力，故用之因凉成水肿者尤良也。后载有服生硫黄法，其中有治水肿之验案宜参观。

6.寒通汤

寒通汤治膀胱肿，下焦蓄热尿不通
知柏滑石与芍药，随手清热能取功

主治：下焦蕴蓄实热，膀胱肿胀，溺管闭塞，小便滴沥不通。

组成：滑石一两　生杭芍一两　知母八钱　黄柏八钱

方解：锡纯此方未给出方解。试述之：主治为实热蓄于下焦，干扰下焦气化功能，致使膀胱肿胀。故苦寒之黄

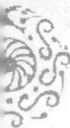

柏，直泻下焦实热。知母既能助黄柏泻火，又可滋阴而利小便，一药兼两用。溺管闭塞则用滑石滑利窍道。白芍一则通利小便，一滋实热或伤之阴。

经典配伍： 知母、黄柏：两者为清利下焦实热之常用配伍，于此方便可见一斑。

医案： 一人，年六十余，溺血数日，小便忽然不通，两日之间滴沥全无。病人不能支持，自以手揉挤，流出血水少许，稍较轻松。揉挤数次，疼痛不堪揉挤。彷徨无措，求为诊治。其脉沉而有力，时当仲夏，身复厚被，犹觉寒凉。知其实热郁于下焦，溺管因热而肿胀不通也。为拟此汤，一剂稍通，又加木通、海金沙各二钱，服两剂痊愈。

7. 升麻黄芪汤

升麻黄芪柴当归，药用升提转胞回
气郁下焦不升降，提壶揭盖小便催

主治： 小便滴沥不通。偶因呕吐咳逆，或侧卧欠伸，可通少许，此转胞也。用升提药，提其胞而转正之，胞系不了戾，小便自利。

组成： 生黄芪五钱　当归四钱　升麻二钱　柴胡二钱

方解： 三焦之气化不升则不降。小便不利者，往往因气化下陷，郁于下焦，滞其升降流行之机也。故用一切利小便之药不效，而投以升提之药恒多奇效。是以拙拟此汤，不但能治转胞，并能治小便癃闭也。古方有但重用黄芪，治小便不利，积成水肿者。黄芪实表，表虚则水聚皮里膜外，而成肿胀，得黄芪以开通水道，水被驱逐，胀自消矣。水肿之证，有虚有实，实者似不宜用黄芪。然其证实者甚少，而虚者居多。至其证属虚矣，又当详辨其为阴虚阳虚，或阴阳俱虚。阳虚者气分亏损，可单用、重用黄芪。阴虚者其血分枯耗，宜重用滋阴之药，兼取阳生阴长之义，而以黄芪辅之。至阴阳俱虚者，黄芪与滋阴之药，可参半用之。医者不究病因，痛诋为不可用，固属鲁莽，至其连用除湿猛剂，其鲁莽尤甚。盖病至积成水肿，即病因实者，其气血至此，亦有亏损。猛悍药，或一再用犹可。若不得已而用至数次，亦宜以补气血之药辅之。况其证原属重用黄芪治愈之虚证乎。至今之医者，对于此证，纵不用除湿猛剂，亦恒多用利水之品。不知阴虚者，多用利水之药则伤阴；阳虚者，多用利水之药亦伤阳。夫利水之药，非不可用，然贵深究其病因，而为根本之调治，利水之药，不过用作向导而已。

医案：一妇人，产后小便不利，遣人询方。俾用生化汤加白芍，治之不效，复来询方。言有时恶心呕吐，小便可通少许。愚恍悟曰，此必因产时努力太过，或撑挤太甚，以致胞系了戾，是以小便不通。恶心呕吐，则气机上逆，胞系有提转之势，故小便可以稍通也。遂为拟此汤，一剂而愈。

8. 鸡胵汤

鸡胵治郁成臌胀, 饮食不运脾胃伤
中焦失司滞肿满, 术芍陈皮柴生姜

主治: 气郁成臌胀, 兼治脾胃虚而且郁, 饮食不能运化。

组成: 生鸡内金四钱, 去净瓦石糟粕, 捣碎 於术三钱 生杭芍四钱 柴胡二钱 广陈皮二钱 生姜三钱

方解:《内经》谓:"诸湿肿满, 皆属于脾。"诚以脾也者, 与胃相连以膜, 能代胃行其津液。且地居中焦(为中焦油膜所包), 更能为四旁宣其气化。脾若失其所司, 则津液气化凝滞, 肿满即随之矣。是臌胀者, 当以理脾胃为主也。西人谓脾体中虚, 内多回血管。若其回血管之血, 因脾病不能流通, 瘀而成丝成块, 原非草木之根所能消化。鸡内金为鸡之脾胃, 中有瓦石铜铁皆能消化, 其善化有形瘀积可知。故能直入脾中, 以消回血管之瘀滞。而又以白术之健补脾胃者以驾驭之, 则消化之力愈大。柴胡,《神农本草经》谓"主肠胃中饮食积聚, 能推陈致新", 其能佐鸡内金消瘀可知。且与陈皮并用, 一升一降, 而气自流通也。用芍药者, 因其病虽系气臌, 亦必挟有水气, 芍药善利小便, 即善行水, 且与生姜同用, 又能调和营卫, 使周身之气化流通也。鸡内金虽饶有消化之力, 而诸家本草, 实有能缩

小便之说，恐于证之挟有水气者不宜。方中用白芍以利小便，所以济鸡内金之短也。夫气臌本为难治之证，从拟此方之后，连治数证皆效。

医案：治一叟年六旬，腹胀甚剧。治以此汤数剂，其效不速。用黑丑一钱炒研细，煎此汤送下，两剂大见功效。又去黑丑，再服数剂痊愈。若小便时觉热，且色黄赤者，宜酌加滑石数钱。

按：《内经》谓："按之窅而不起者，风水也。"愚临证体验以来，知凡系水臌，按之皆不能即起。气臌则按之举手即起。或疑若水积腹中，不行于四肢，如方书所谓单腹胀者，似难辨其为气为水。不知果为水证，重按移时，举手则有微痕，而气证则无也。且气臌证，小便自若，水臌证，多小便不利，此又其明征也。

9. 鸡䏶茅根汤

鸡䏶茅根汤白术，专治水臌与气臌
正邪进退有加减，加姜五片当日服

主治：水臌气臌并病，兼治单腹胀，及单水臌胀，单气臌胀。

组成：生鸡内金五钱，去净瓦石糟粕，轧细　生於术分量用时斟酌　鲜茅根二两，锉细

煎服法：先将茅根煎汤数茶盅（不可过煎，一两沸后慢火

温至茅根沉水底，汤即成）。先用一盅半，加生姜五片，煎鸡
内金末，至半盅时，再添茅根汤一盅，七八沸后，澄取清
汤（不拘一盅或一盅多）服之。所余之渣，仍用茅根汤煎服。
日进一剂，早晚各服药一次。初服小便即多，数日后大便
亦多。若至日下两三次，宜减鸡内金一钱，加生於术一钱。
又数日，胀见消，大便仍勤，可再减鸡内金一钱，加於术
一钱。又数日，胀消强半，大便仍勤，可再减鸡内金一钱，
加於术一钱。如此精心随病机加减，俾其补破之力，适与
病体相宜，自能痊愈。若无鲜茅根，可用药局中干茅根一
两代之。无鲜茅根即可不用生姜。所煎茅根汤，宜当日用
尽，煎药后若有余剩，可当茶温饮之。

方解： 鸡内金之功效，前方下已详论之矣。至于茅
根最能利水，人所共知。而用于此方，不但取其利水也。
《易》系卦辞谓：震，于植物为萑苇。茅根中空，其四围上
片上，且有十余小孔，与萑苇同类。茅根春日发生最早，
是禀一阳初生之气，而上升者也。故凡气之郁而不畅者，
茅根皆能畅达之。善利水又善理气，故能佐鸡内金，以奏
殊功也。加生姜者，恐鲜茅根之性微寒也。且其味辛能理
气，其皮又善利水也。继加於术，减鸡内金者，因胀已见
消，即当扶正以胜邪，不敢纯用开破之品，致伤其正气也。
或疑此方，初次即宜少加於术者。而愚曾经试验，早加於
术，固不若晚加之有效也。

医案： 曾治一室女，心中常觉发热，屡次服药无效。
后愚为诊视，六脉皆沉细，诊脉之际，闻其太息数次，

知其气分不舒也。问其心中胁下，恒隐隐作疼。遂俾剖取鲜茅根，锉细半斤，煎数沸当茶饮之。两日后，复诊其脉，已还浮分，重诊有力，不复闻其太息。问其胁下，已不觉疼，惟心中仍觉发热耳。再饮数日，其心中发热亦愈。

治淋浊方

1. 理血汤

> 理血山药茜阿胶，芍药龙牡海螵蛸
> 白头翁清肾脏热，二便下血无不效

主治： 血淋及溺血、大便下血，证之由于热者。

组成： 生山药一两　生龙骨六钱，捣细　生牡蛎六钱，捣细　海螵蛸四钱，捣细　茜草二钱　生杭芍三钱　白头翁三钱　真阿胶三钱，不用炒

加减： 溺血者，加龙胆草三钱。大便下血者，去阿胶，加龙眼肉五钱。

方解： 血淋之症，大抵出之精道也。其人或纵欲太过而失于调摄，则肾脏因虚生热。或欲盛强制而妄言采补，则相火动无所泄，亦能生热。以致血室（男女皆有，男以化精女以系胞）中血热妄动，与败精混溷合化为腐浊之物，或

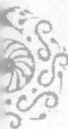

红，或白，成丝、成块，溺时堵塞牵引作疼。故用山药、阿胶以补肾脏之虚，白头翁其性寒凉，其味苦而兼涩，凉血之中大有固脱之力，故以清肾脏之热，茜草、螵蛸以化其凝滞而兼能固其滑脱，龙骨、牡蛎以固其滑脱而兼能化其凝滞，芍药以利小便而兼能滋阴清热，所以投之无不效也。此证，间有因劳思过度而心热下降，忿怒过甚而肝火下移以成者，其血必不成块，惟溺时牵引作疼。此或出之溺道，不必出自精道也。投以此汤亦效。溺血之证，不觉疼痛，其证多出溺道，间有出之精道者。大抵心移热于小肠，则出之溺道。肝移热于血室，则出之精道。方中加生地黄者，泻心经之热也。若系肝移热于血室者，加龙胆草亦可。此证热者居多，而兼有因寒者，则此方不可用矣。

经典配伍：茜草、海螵蛸：这一药对锡纯取法《内经》之四乌贼骨一藘茹丸。乌贼骨即是海螵蛸，藘茹即是茜草。一收一敛，但是二者同用则有止崩、止带、消癥诸效，锡纯在后方均有阐述。

医案：一人，年三十许，患血淋。溲时血块堵塞，努力始能溲出，疼楚异常。且所溲者上多浮油，胶黏结于器底，是血淋而兼膏淋也。从前延医调治，经三十五人，服药年余，分毫无效，尪羸已甚。后愚诊视，其脉弦细，至数略数，周身肌肤甲错，足骨凸处其肉皮皆成旋螺高寸余，触之甚疼。盖卧床不起者，已半载矣。细询病因，谓得之忿怒之余误坠水中，时当秋夜觉凉甚，遂成斯证。知其忿怒之火，为外寒所束，郁于下焦而不散，而从前居室之间，又有失保养处也。拟投以此汤，为脉弦，遂以柏子仁（炒捣）八钱，代方中山药，以其善于养肝也。疏方甫定，其父出所服之方数十纸，欲以质其同异。愚曰：无须细观，诸方与吾方同者，惟阿胶、白芍耳，阅之果然。其父问何以知之？愚曰：吾所用之方，皆苦心自经营者，故与他方不同。服三剂血淋遂愈，而膏淋亦少减。改用拙拟膏淋汤，连服二十余剂，膏淋亦愈，而小便仍然频数作疼。细询其疼之实状，谓少腹常觉疼而且坠，时有欲便之意，故有尿即不能强忍，知其又兼气淋也。又投以拙拟气淋汤，十剂痊愈。周身甲错，足上旋螺尽脱。溺血之证，热者居多，而间有因寒者，则此方不可用矣。

2. 膏淋汤

膏淋汤方党参芍，龙牡芡实生地熬
山药一两涩兼补，肾亏生热尿浊疗

主治：膏淋。

组成：生山药一两　生芡实六钱　生龙骨六钱，捣细　生牡蛎六钱，捣细　大生地六钱，切片　潞党参三钱　生杭芍三钱

方解：膏淋之证，小便混浊，更兼稠黏，便时淋涩作疼。此证由肾脏亏损，暗生内热。肾脏亏损则蛰藏不固，

精气易于滑脱。内热暗生，则膀胱熏蒸，小便改其澄清。久之，三焦之气化滞其升降之机，遂至便时牵引作疼，而混浊稠黏矣。故用山药、芡实以补其虚，而兼有收摄之功。龙骨、牡蛎以固其脱，而兼有化滞之用。地黄、芍药以清热利便。潞参以总提其气化，而斡旋之也。若其证混浊，而不稠黏者，是但出之溺道，用此方时，宜减龙骨、牡蛎之半。

3. 气淋汤

气淋汤中芍知母，黄芪乳没与柴胡
上气下陷郁生热，主以升补气化扶

主治：气淋。

组成：生黄芪五钱　知母四钱　生杭芍三钱　柴胡二钱
生明乳香一钱　生明没药一钱

方解：气淋之证，少腹常常下坠作疼，小便频数，淋涩疼痛。因其人下焦本虚，素蕴内热，而上焦之气化又复下陷，郁而生热，则虚热与湿热，互相结于太阳之腑，滞其升降流通之机而气淋之证成矣。故以升补气化之药为主，而以滋阴利便流通气化之药佐之。故黄芪、柴胡升补下陷之气，知母配黄芪调理周身之气化，乳、没同用则活血行气使气流通，芍药通利小便。

4. 劳淋汤

劳淋汤用山药君，芍胶知母芡实寻
劳而生热真阴散，滋阴补气法超群

主治：劳淋。

组成：生山药一两　生芡实三钱　知母三钱　真阿胶三钱，不用炒　生杭芍三钱

方解：劳淋之证，因劳而成。其人或劳力过度，或劳心过度，或房劳过度，皆能暗生内热，耗散真阴。阴亏热炽，熏蒸膀胱，久而成淋，小便不能少忍，便后仍复欲便，常常作疼。故用滋补真阴之药为主，而少以补气之药佐之，又少加利小便之药作向导。然此证得之劳力者易治，得之劳心者难治，得之房劳者尤难治。又有思欲无穷，相火暗动而无所泄，积久而成淋者，宜以黄柏、知母以凉肾，泽泻、滑石以泻肾，其淋自愈。

❀ 小结

治淋四方中，三方以山药为君，将山药之性与淋证最相宜乎？阴虚小便不利者，服山药可利小便。气虚小便不摄者，服山药可摄小便。盖山药为滋阴之良药，又为固肾之良药，以治淋证之淋涩频数，诚为有一无二之妙品。再因证而加以他药辅佐之，所以投之辄效也。

5. 砂淋丸

砂淋丸用鸡内金，硼砂朴硝硝石傧

黄芪知母芍药辅，炼蜜为丸治石淋

主治： 砂淋，亦名石淋。

组成： 黄色生鸡内金一两，鸡鸭皆有肫皮而鸡者色黄，宜去净砂石　生黄芪八钱　知母八钱　生杭芍六钱　硼砂六钱　朴硝五钱　硝石五钱

服法： 共轧细，炼蜜为丸，桐子大，食前开水送服三钱，日两次。

方解： 石淋之证，因三焦气化瘀滞，或又劳心劳力过度，或房劳过度，膀胱暗生内热。内热与瘀滞煎熬，久而结成砂石，堵塞溺道，疼楚异常。其结之小者，可用药化之，若大如桃、杏核以上者，不易化矣。须用西人剖取之法，此有关性命之证，剖取之法虽险，犹可于险中求稳也。鸡内金为鸡之脾胃，原能消化砂石。硼砂可为金、银、铜焊药，其性原能柔五金、治骨鲠，故亦善消硬物。朴硝《本经》谓其能化七十二种石。硝石《本经》不载，而《名医别录》载之，亦谓其能化七十二种石。想此二物性味相近，古原不分，即包括于朴硝条中，至陶隐居始别之，而其化石之能则同也。然诸药皆消破之品，恐于元气有伤，故加黄芪以补助气分，气分壮旺，益能运化药力。犹恐黄芪性

热，与淋证不宜，故又加知母、芍药以解热滋阴，而芍药之性，又善引诸药之力至膀胱也。

6. 寒淋汤

寒淋山药同当归，椒目芍药与小茴
寒多热少凝下焦，治以此汤能解围

主治： 寒淋。

组成： 生山药一两　小茴香二钱，炒捣　当归三钱　生杭芍二钱　椒目二钱，炒捣

方解： 试述之：前方锡纯言山药于小便不利甚宜，阴虚、气虚皆宜，或寒或热也宜，故重用山药。茴香、椒目合用已见于前方温通汤，二药可走下焦暖其寒、散其滞、通其窍。当归性温，且又能宣通气分。诸药同施，共奏温寒通便之功。前所论五淋，病因不同而证皆兼热。此外，实有寒热凝滞，寒多热少之淋。其证喜饮热汤，喜坐暖处，时常欲便，便后益抽引作疼，治以此汤服自愈。

7. 秘真丹

秘真丸子固精浊，淋久失摄为沉疴
甘草同用五倍子，竹叶煎汤可奈何

主治： 诸淋证已愈，因淋久气化不固，遗精白浊者。

组成： 五倍子一两，去净虫粪　粉甘草八钱

服法： 上二味共轧细，每服一钱，竹叶煎汤送下，日再服。

方解： 试述之：五倍子收敛酸涩，能固守精关而止遗精，可收敛而止血。久淋气化不固则急需五倍子而收涩之。用竹叶煎汤送服，即于收涩中佐清利之品，可利下窍而除秽浊。

医案： 曾治一人，从前患毒淋，服各种西药两月余，淋已不疼，白浊亦大见轻，然两日不服药，白浊仍然反复。愚俾用膏淋汤，送服秘真丹，两次而愈。

8. 毒淋汤

毒淋汤用金银花，石韦草芍蒡金沙
三七鸦胆水送服，花柳溺血疼痛佳

主治： 花柳毒淋，疼痛异常，或兼白浊，或兼溺血。

组成： 金银花六钱　海金沙三钱　石韦二钱　牛蒡子二钱，炒捣　甘草梢二钱　生杭芍三钱　三七二钱，捣细　鸭蛋子三十粒，去皮

煎服法： 上药八味，先将三七末、鸭蛋子仁用开水送服，再服余药所煎之汤。

加减： 此证若兼受风者，可加防风二三钱。若服药数

剂后，其疼瘙减，而白浊不除，或更遗精者，可去三七、鸭蛋子，加生龙骨、生牡蛎各五钱。

方解： 鸭蛋子味至苦，而又善化瘀解毒清热，其能消毒菌之力，全在于此。又以三七之解毒化腐生肌者佐之，以加于寻常治淋药中，是以治此种毒淋，更胜于西药也。

经典配伍： 三七、鸦胆子：即是前方化瘀理膈丹，前方用以治胸中瘀血，用在此处同样可以化下焦瘀血，解下焦热毒。

9. 清毒二仙丹

清毒二仙毒淋丹，丈菊煎汤送鸦胆
无论新久凡有热，服之皆效病可痊

主治： 花柳毒淋，无论初起、日久，凡有热者，服之皆效。

组成： 丈菊子一两，捣碎　鸭蛋子四十粒，去皮，仁破者勿用，服时宜囫囵吞下

服法： 上药二味，将丈菊子煎汤一盅，送服鸭蛋子仁。

方解： 丈菊俗名向日葵，其花善催生，子善治淋。（详解在大顺汤后）

医案： 邻村一少年患此证，便时膏淋与血液相杂，疼痛颇剧，语以此方，数次痊愈。

10. 鲜小蓟根汤

鲜小蓟根代茶饮，花柳毒淋兼血淋
善能化瘀消血热，是证用之疾苦轻

主治： 花柳毒淋，兼血淋者。

组成： 鲜小蓟根一两，洗净锉细

煎服法： 上一味，用水煎三四沸，取清汤一大茶盅饮之，一日宜如此饮三次。若畏其性凉者，一次用六七钱亦可。

方解： 锡纯于"鲜小蓟根解"项下言："鲜小蓟根味微辛，气微腥，性凉而润。因其腥气与血同臭，且又性凉濡润，故善入血分，最清血分之热。"故此方单用一味鲜小蓟根，虽药少但确是对症之治，于此一药即可看出锡纯之功力。

医案： （1）曾治一少年患此证，所便者血溺相杂，其血成丝、成块，间有脂膜，疼痛甚剧，且甚腥臭。屡次医治无效，授以此方，连服五日痊愈。

（2）一十五六岁童子，项下起疙瘩数个，大如巨栗，皮色不变，发热作疼。知系阳证，俾浓煎鲜小蓟根汤，连连饮之，数日全消。盖其善消血中之热毒，又能化瘀开结，故有如此功效也。

11. 朱砂骨湃波丸

花柳朱砂骨湃波，再加熟麦粉调和
久治不愈此方入，清热解毒效验多

主治：花柳毒淋久不愈者。

组成：骨湃波十瓦　朱砂研细三钱

服法：将骨湃波与朱砂调和，再用熟麦粉与之调和适宜，可以为丸，即分作九十九。丸成后，再用一大盘，盘中满铺麦粉，将药丸置盘中旋转之，俾外面以麦粉为衣，骨湃波之油质不外透，易于晒干。每日服九丸，分三次服下。

加减：如毒淋之兼血淋者，但用西药多不数，而与鸭蛋子、三七、鲜小蓟根并用则效。

方解：骨湃波，南美热带地方所产，决明科树中树脂也。西人谓脂油之类曰拔尔撒谟，故亦名为骨湃波拔尔撒谟。其性最善治淋，而以治毒淋尤效。丁仲佑谓其自古迄今，占治淋药之首位。惟其性近于热，淋证初得挟热者，似有不宜。以朱砂之凉而解毒者济之，则无所用而不宜矣。此方愚用过多次皆效，而以治毒淋之久不愈者尤效也。朱砂为水银、硫黄二原质合成。此二原质，皆善消除毒菌。化合为朱砂，尤善防腐除炎，解毒生肌。且又赤色入心，能解心经之热。《内经》谓："诸痛疮痒，皆属于心。"心中热轻减，而淋证之尿管疼或兼如疮疡之腐烂者，自能轻减矣。

12. 澄化汤

> 澄化汤治小便数，涩疼遗精尿白浊
> 药芍龙牡车蒡草，嗽汗阴虚热气作

主治：小便频数，遗精白浊，或兼疼涩，其脉弦数无力，或咳嗽，或自汗，或阴虚作热。

组成：生山药一两　生龙骨六钱，捣细　牡蛎六钱，捣细　牛蒡子三钱，炒捣　生杭芍四钱　粉甘草钱半　生车前子三钱，布包

方解：试述之：重用山药、龙骨、牡蛎，一以救亏虚之阴，一以固滑脱之精，是为补、涩。又以牛蒡子、车前子利窍道，白芍通利小便，是为利。全方综合补、涩、利，因而澄化之。

13. 清肾汤

> 清肾龙牡茜海蛸，知柏泽泻山药芍
> 脉象洪滑尿疼涩，泄浊清热此方饶

主治：小便频数疼涩，遗精白浊，脉洪滑有力，确系实热者。

组成： 知母四钱　黄柏四钱　生龙骨四钱，捣细　生牡蛎三钱，炒捣　海螵蛸三钱，捣细　茜草二钱　生杭芍四钱　生山药四钱　泽泻一钱半

方解： 龙骨、牡蛎收涩之品也。治血淋，所拟理血汤中用之，前方治小便频数或兼淋涩用之，此方治小便频数疼涩亦用之，并不虑其收涩之性有碍于疼涩。因龙骨、牡蛎敛正气而不敛邪气，凡心气耗散、肺气息贲、肝气浮越、肾气滑脱，用之皆有捷效。即证兼瘀、兼疼或兼外感，放胆用之，毫无妨碍。拙拟补络补管汤、理郁升陷汤、从龙汤、清带汤，诸方中论之甚详，皆可参观。

医案： 一叟，年七十余，遗精白浊、小便频数，微觉疼涩。诊其六脉平和，两尺重按有力，知其年虽高，而肾经确有实热也。投以此汤，五剂痊愈。

14. 舒和汤

舒和左脉弦且长，遗精白浊风寒伤
桂芪知母寄生续，房事当风用此汤

主治： 小便遗精白浊，因受风寒者，其脉弦而长，左脉尤甚。

组成： 桂枝尖四钱　生黄芪三钱　续断三钱　桑寄生三钱　知母三钱

加减： 服此汤数剂后病未痊愈者，去桂枝，加龙骨、

牡蛎（皆不用煅）各六钱。

方解： 东海渔者，年三十余，得骗白证甚剧。旬日之间，大见衰惫，惧甚，远来求方。其脉左右皆弦，而左部弦而兼长。夫弦长者，肝木之盛也。木与风为同类，人之脏腑，无论何处受风，其风皆与肝木相应。《内经》阴阳应象论所谓"风气通于肝"者是也。脉之现象如此，肝因风助，倍形其盛，而失其和也。况病人自言，因房事后小便当风，从此外肾微肿，遂有此证，尤为风之明征乎。盖房事后，肾脏经络虚而不闭，风气乘虚袭入，鼓动肾脏不能蛰藏（《内经》谓肾主蛰藏），而为肾行气之肝木，又与风相应，以助其鼓动，而大其疏泄（《内经》肝主疏泄），故其病若是之剧也。为拟此汤，使脉之弦长者，变为舒和。服之一剂见轻，数剂后遂痊愈。以后凡遇此等症，其脉象与此同者，投以此汤无不辄效。

治痢方

1. 化滞汤

化滞白芍归山楂，莱菔生姜甘草夸
下痢赤白兼腹痛，身形壮实硝黄加

主治： 下痢赤白，腹疼，里急后重初起者。若服药后病未痊愈，继服后方。

组成：生杭芍一两　当归五钱　山楂六钱　莱菔子五钱，
炒捣　甘草二钱　生姜二钱

加减：若身形壮实者，可加大黄、朴硝各三钱下之。

方解：试述其方解：白芍配甘草为芍药甘草汤之义，
白芍养血和营，配甘草更缓急止痛；当归伍以山楂，二药
能化血中之滞，遵"行血则脓便自愈"之旨；莱菔子行气
中之滞，又从"调气则后重自除"之意；芍药与生姜并用，
一阴一阳，可平调寒热之互凝之滞。锡纯在其《药物解》
中收录："凡治痢疾，于消导化滞药中，加当归一二钱，大
便时必觉通畅。"诸药合用共奏化滞之功。

2. 燮理汤

燮理汤中用连桂，银花草芍蒡药随
赤痢地榆姜白痢，血痢鸦胆二十枚

主治：下痢服前药未痊愈者。若下痢已数日，亦可迳
服此汤。又治噤口痢。

组成：生山药八钱　金银花五钱　生杭芍六钱　牛蒡子二
钱，炒捣　甘草二钱　黄连钱半　肉桂一钱半，去粗皮，将药煎
至数十沸再入

加减：单赤痢加生地榆二钱，单白痢加生姜二钱，血
痢加鸭蛋子二十粒（去皮），药汁送服。

方解: 痢证古称滞下。所谓滞下者，诚以寒火凝结下焦。瘀为脓血，留滞不下，而寒火交战之力又逼迫之，以使之下也。故方中黄连以治其火，肉桂以治其寒，二药等分并用，阴阳燮理于顷刻矣。用白芍者，《伤寒论》诸方，腹疼必加芍药协同甘草，亦燮理阴阳之妙品。且痢证之噤口不食者，必是胆火逆冲胃口，后重里急者，必是肝火下迫大肠，白芍能泻肝胆之火，故能治之。矧肝主藏血，肝胆火戢，则脓血自敛也。用山药者，滞下久则阴分必亏，山药之多液，可滋脏腑之真阴。且滞下久，则气化不固，山药之收涩，更能固下焦之气化也。又白芍善利小便，自小便以泻寒火之凝结。牛蒡能通大便，自大便以泻寒火之凝结。金银花与甘草同用，善解热毒，可预防肠中之溃烂。单白痢则病在气分，故加生姜以行气。单赤痢则病在血分，故加生地榆以凉血。至痢中多带鲜血，其血分为尤热矣，故加鸭蛋子以大清血分之热。拙拟此方以来，岁遇患痢者不知凡几，投以此汤，即至剧者，连服数剂亦必见效。痢证，多因先有积热，后又感凉而得。或饮食贪凉，或寝处贪凉，热为凉迫，热转不散。迨历日既多，又浸至有热无凉，犹伤于寒者之转病热也。所以此方虽黄连、肉桂等分并用，而肉桂之热，究不敌黄连之寒。况重用白芍，以为黄连之佐使，是此汤为燮理阴阳之剂，而实则清火之剂也。

经典配伍: 黄连、肉桂：名为交泰丸，一者清上热，一者温下寒，俾肾水上奉以济心，心火下照以暖肾，后多用二药交泰心肾。

3. 解毒生化丹

解毒生化肠中腐，痢久不治热生毒
白芍甘草金银花，三七鸦胆糖水服

主治：痢久郁热生毒，肠中腐烂，时时切疼，后重，所下多似烂炙，且有腐败之臭。

组成：金银花一两　生杭芍六钱　粉甘草三钱　三七二钱捣细　鸭蛋子六十粒，去皮拣成实者

煎服法：上药五味，先将三七、鸭蛋子，用白砂糖化水送服，次将余药煎汤服。病重者，一日须服两剂始能见效。

方解：此证乃痢之最重者。若初起之时，气血未亏，用拙拟化滞汤，或加大黄、朴硝下之即愈。若未痊愈，继服燮理汤数剂，亦可痊愈。若失治迁延日久，气血两亏，浸至肠中腐烂，生机日减，致所下之物，色臭皆腐败，非前二方所能愈矣。此方则重在化腐生肌，以救肠中之腐烂，故服之能建奇效也。

医案：一人，年五十二，因大怒之后，中有郁热，又寝于冷屋之中，内热为外寒所束，愈郁而不散，大便下血。延医调治，医者因其得于寒凉屋中，谓系脾寒下陷，投以参、芪温补之药，又加升麻提之。服药两剂，病益增重，

腹中切疼，常常后重，所便之物多如烂炙。更延他医，又以为下元虚寒，而投以八味地黄丸，作汤服之，病益加重。后愚诊视，其脉数而有力，两尺愈甚。确知其毒热郁于肠中，以致肠中腐烂也。为拟此方，两剂而愈。

4. 天水涤肠汤

> 天水涤肠白头翁，白芍山药党参逢
> 六一散入治热痢，羸弱腹疼久病宏

主治： 久痢不愈，肠中浸至腐烂，时时切疼，身体因病久羸弱者。

组成： 生山药一两　滑石一两　生杭芍六钱　潞党参三钱　白头翁三钱　粉甘草二钱

方解： 因河间天水散（即六一散），原为治热痢之妙药，此方中重用滑石、甘草，故名之天水涤肠汤。而方中用党参者，因痢久体虚，所下者又多腐败，故于滋阴清火解毒药中，特加党参以助其生机。而其产于潞者，性平不热，于痢证尤宜也。

医案： 一媪，年六十一岁，于中秋痢下赤白，服药旋愈，旋又反复。如此数次，迁延两月。因少腹切疼，自疑寒凉，烧砖熨之。初熨时稍觉轻，以为对证。遂日日熨之，而腹中之疼益甚。昼夜呻吟，噤口不食。所下者痢与血水相杂，且系腐败之色。其脉至数略数，虽非洪实有力，实无寒凉之象。舌上生苔，黄而且厚。病人自谓下焦凉甚，若用热药温之疼当愈。愚曰：前此少腹切疼者，肠中欲腐烂也，今为热砖所熨而腹疼益甚，败血淋漓，则肠中真腐烂矣。再投以热药，危可翘足而待。病人亦似会悟，为制此方。连服四剂，疼止，痢亦见愈。减去滑石四钱，加赤石脂四钱，再服数剂，病愈十之八九。因上焦气微不顺，俾用鲜藕四两，切细丝煎汤，频频饮之，数日而愈。按：此证亦痢中至险之证。此证若服此汤不效，则前方之三七、鸭蛋子、金银花亦可酌加，或加生地榆亦可。试观生地榆为末，香油调，涂汤火伤神效，其能治肠中因热腐烂可知也。

5. 通变白头翁汤

通变白头翁地榆，甘草山药芍秦皮
送服三七同鸦胆，扶正却病见效奇

主治：热痢下重腹疼，及患痢之人，从前曾有鸦片之嗜好者。

组成：生山药一两　白头翁四钱　秦皮三钱　生地榆三钱　生杭芍四钱　甘草二钱　旱三七三钱，轧细　鸭蛋子六十粒，去皮拣成实者

煎服法：上药共八味，先将三七、鸭蛋子，用白蔗糖水送服一半，再将余煎汤服。其相去之时间，宜至点半钟。

所余一半，至煎汤药渣时，仍如此服法。

方解：《伤寒论》治厥阴热痢下重者，有白头翁汤。其方，以白头翁为主，而以秦皮、黄连、黄柏佐之。白头翁临风偏静，特立不挠，用以为君者，欲平走窍之火，必先定动摇之风也。秦皮浸水青蓝色，得厥阴风木之化，而性能泻肝家之热，故用以为臣。以黄连、黄柏为使者，其性寒能除热，其味苦又能坚肠也。总使风木遂其上行之性，则热痢下重自除。风火不相煽而燎原，则热渴饮水自止也。愚用此方，而又为之通变者，因其方中尽却病之药，而无扶正之药，于证之兼虚者不宜。且连、柏并用，恐其苦寒之性妨碍脾胃，过侵下焦也。矧《伤寒论》白头翁汤，原治时气中初得之痢，如此通变之，至痢久而肠中腐烂者，服之亦可旋愈也。

医案：陆军团长王剑秋，丰田铁岭人，年四十许。己未孟秋，自郑州病归，先泻后痢，腹疼重坠，赤白稠黏，一日夜十余次。先入奉天东人所设医院中，东人甚畏此证，处以隔离所，医治旬日无效。遂出院归寓，求为诊治。其脉弦而有力，知其下久阴虚，肝胆又蕴有实热也。投以此汤，一剂痢愈。仍变为泻，日四五次，自言腹中凉甚。愚因其疾原先泻，此时痢愈又泻，且恒以温水袋自熨其腹，疑其下焦或有伏寒，遂少投以温补之药。才服一剂，又变为痢，下坠腹疼如故，惟次数少减。知其病原无寒，不受温补。仍改用通变白头翁汤。一剂痢又愈，一日犹泻数次。继用生山药一两，龙眼、莲子各六钱，生杭芍三钱，甘草、茯苓各二钱，又少加酒曲、麦芽、白蔻消食之品，调补旬日痊愈。

6. 三宝粥

治痢脓血三宝粥，下焦虚惫气不收

山药三七加鸦胆，起效服法需讲究

主治：痢久，脓血腥臭，肠中欲腐，兼下焦虚惫，气虚滑脱者。

组成：生山药一两，轧细　三七二钱，轧细　鸭蛋子五十粒，去皮

煎服法：上药三味，先用水四盅，调和山药末煮作粥。煮时，不住以箸搅之，一两沸即熟，约得粥一大碗。即用其粥送服三七末、鸭蛋子。

方解：试述之：三药煮粥服下，取粥补养之力，合扶正之山药，疗虚惫之下焦。如前方所言，扶正却病两相合作，病必除矣。三七与鸦胆子为却病之药，二药即为化瘀理膈丹，清下焦瘀浊。

医案：戊午秋日，愚初至奉天，有铁岭李济臣，年二十八。下痢四十余日，脓血杂以脂膜，屡次服药，病益增剧，羸弱已甚。诊其脉，数而细弱，两尺尤甚。亦治以此方。服后两点钟腹疼一阵，下脓血若干。病家言：从前腹疼不若是之剧，所下者亦不若是之多，似疑药不对证。

愚曰：腹中瘀滞下尽即愈矣。俾再用白蔗糖化水，送服去皮鸭蛋子五十粒。此时已届晚九点钟，一夜安睡，至明晨，大便不见脓血矣。后间日大便，又少带紫血，俾仍用山药粥送服鸭蛋子二十粒，数次痊愈。

7. 通变白虎加人参汤

> 通变白虎人参汤，人参石膏甘草尝
> 芍代知母药代米，痢下重痛实热详

主治： 下痢，或赤，或白，或赤白参半，下重腹疼，周身发热，服凉药而热不休，脉象确有实热者。

组成： 生石膏二两，捣细　生杭芍八钱　生山药六钱　人参五钱，用野党参按此分量，若辽东真野参宜减半，至高丽参则断不可用　甘草二钱

煎服法： 上五味，用水四盅，煎取清汤两盅，分二次温饮之。

方解： 此方即《伤寒论》白虎加人参汤，以芍药代知母、山药代粳米也。痢疾身热不休，服清火药而热亦不休者，方书多诿为不治。夫治果对证，其热焉有不休之理？此乃因痢证夹杂外感，其外感之热邪，随痢深陷，永无出路，以致痢为热邪所助，日甚一日而永无愈期。惟治以此汤，以人参助石膏，能使深陷之邪，徐徐上升外散，消解无余。加以芍药、甘草以理下重腹疼，山药以滋阴固下，

连服数剂，无不热退而痢愈者。外感之热已入阳明胃腑，当治以苦寒，若白虎汤、承气汤是也。若治以甘寒，其病亦可暂愈，而恒将余邪锢留胃中，变为骨蒸劳热，永久不愈（《世补斋医书》论之甚详）。石膏虽非苦寒，其性寒而能散，且无汁浆，迥与甘寒黏泥者不同。而白虎汤中，又必佐以苦寒之知母。即此汤中，亦必佐以芍药，芍药亦味苦（《本经》）微寒之品，且能通利小便。故以之佐石膏，可以消解阳明之热而无余也。

医案：一叟，年六十七，于中秋得痢证，医治二十余日不效。后愚诊视，其痢赤白胶滞，下行时，觉肠中热而且干，小便亦觉发热，腹痛下坠，其脊骨尽处，亦下坠作痛。且时作眩晕，其脉洪长有力，舌有白苔甚厚。愚曰：此外感之热挟痢毒之热下迫，故现种种病状，非治痢兼治外感不可。遂投以此汤，两剂，诸病皆愈。其脉犹有余热，拟再用石膏清之，病家疑年高，石膏不可屡服，愚亦应聘他往。后二十余日，痢复作。延他医治疗，于治痢药中，杂以甘寒濡润之品，致外感之余热，永留肠胃不去，其痢虽愈，而屡次反复。延至明年仲夏，反复甚剧。复延愚诊治，其脉象、病证皆如旧。因谓之曰，去岁若肯多服石膏数两，何至有以后屡次反复，今不可再留邪矣。仍投以此汤，连服三剂，病愈而脉亦安和。

治燥结方

1. 硝菔通结汤

> 硝菔通结使便通，朴硝莱菔共入中
> 脉虚畏下人参纳，身体羸弱效从容

主治： 大便燥结久不通，身体兼羸弱者。

组成： 净朴硝四两　鲜莱菔五斤

煎服法： 将莱菔切片，同朴硝和水煮之。初次煮，用莱菔片一斤，水五斤，煮至莱菔烂熟捞出。就其余汤，再入莱菔一斤。如此煮五次，约得浓汁一大碗，顿服之。若不能顿服者，先饮一半，停一点钟，再温饮一半，大便即通。

加减： 若脉虚甚，不任通下者，加人参数钱，另炖同服。

方解： 软坚通结，朴硝之所长也。然其味咸性寒，若遇燥结甚实者，少用之则无效，多用之则咸寒太过，损肺伤肾。其人或素有劳疾或下元虚寒者，尤非所宜也。惟与莱菔同煎数次，则朴硝之咸味，尽被莱菔提出，莱菔之汁浆，尽与朴硝溶化。夫莱菔味甘，性微温，煨熟食之，善治劳嗽短气，其性能补益可知。取其汁与朴硝同用，其甘温也，可化朴硝之咸寒，其补益也，可缓朴硝之攻破。若或脉虚不任通下，又借人参之大力者，以为之扶持保护。然后师有节制，虽猛悍亦可用也。

医案： 一媪，年近七旬，伤寒，初得无汗，原是麻黄汤证。因误服桂枝汤，遂成白虎汤证。上焦烦热太甚，闻药气即呕吐。但饮所煎石膏清水亦吐。俾用鲜梨片蘸生石膏细末，嚼咽之。药用石膏两半，阳明之大热遂消，而大便旬日未通，其下焦余热，仍无出路，欲用硝、黄降之，闻药气仍然呕吐。且其人素患劳嗽，身体羸弱，过用咸寒，尤其所忌。为制此方，煎汁一大碗，仍然有朴硝余味，复用莱菔一个，切成细丝，同葱油醋，和药汁调作羹。病人食之香美，并不知是药，大便得通而愈。

2. 赭遂攻结汤

> 赭遂攻结逆气降，寒热协调硝干姜
> 食结肠间不能下，荡涤肠胃功效强

主治： 宿食结于肠间，不能下行，大便多日不通。其证或因饮食过度，或因恣食生冷，或因寒火凝结，或因呕吐既久，胃气、冲气皆上逆不下降。

组成： 生赭石二两，轧细　朴硝五钱　干姜二钱　甘遂一钱半，轧细，药汁送服

加减： 热多者，去干姜。寒多者，酌加干姜数钱。呕

多者，可先用赭石一两、干姜半钱煎服，以止其呕吐。呕吐止后，再按原方煎汤，送甘遂末服之。

方解：朴硝虽能软坚，然遇大便燥结过甚，肠中毫无水气者，其软坚之力，将无所施。甘遂辛窜之性，最善行水，能引胃中之水直达燥结之处，而后朴硝因水气流通，乃得大施其软坚之力，燥结虽久，亦可变为溏粪，顺流而下也。特是甘遂力甚猛悍，以攻决为用，能下行亦能上达，若无以驾驭之，服后恒至吐泻交作。况此证多得之涌吐之余，或因气机不能下行，转而上逆，未得施其攻决之力，而即吐出者。故以赭石之镇逆，干姜之降逆，协力下行，以参赞甘遂成功也。且干姜性热，朴硝性寒，二药并用，善开寒火之凝滞。寒火之凝滞于肠间者开，宿物之停滞于肠间者亦易开也。愚用此方救人多矣，即食结中脘下脘，亦未有不随手奏效者。

医案：乙卯之岁，客居广平，忽有车载病人，造寓求诊者。其人年过五旬，呻吟不止，言自觉食物结于下脘，甚是痛楚，数次延医调治，一剂中大黄用至两半不下。且凡所服之药，觉行至所结之处，即上逆吐出，饮食亦然。此时上焦甚觉烦躁，大便不通者已旬日矣。诊其脉，虽微弱，至数不数，重按有根。知犹可任攻下，因谓之曰：此病易治，特所服药中，有猛悍之品，服药时，必吾亲自监视方妥。然亦无须久淹，能住此四点钟，结处即通下矣。遂用此汤去干姜，方中赭石改用三两，朴硝改用八钱。服后须臾，腹中作响，迟两点半钟，大便通下而愈。后月余，又患结证如前，仍用前方而愈。

3. 通结用葱白熨法

通结葱白熨脐方，醋炒布包不滴汤
调节二便兼除疝，外用妙法通胃肠

主治： 同前证。

组成： 大葱白四斤，切作细丝　干米醋多备待用

用法： 将葱白丝和醋炒至极热，分作两包，乘热熨脐上。凉则互换，不可间断。其凉者，仍可加醋少许，再炒热。然炒葱时，醋之多少，须加斟酌。以炒成布包后，不至有汤为度。熨至六点钟，其结自开。

方解： 古方治小便忽然不通者，有葱白灸法。用葱白一握，捆作一束，将两端切齐，中留二寸，以一端安脐上，一端用炭火灸之，待灸至脐中发热，小便自通。此盖借其温通之性，自脐透达，转入膀胱，以启小便之路也。然仅以火灸其一端，则热力之透达颇难，若以拙拟葱白熨法代之，则小便之因寒不通，或因气滞不通者，取效当更速也。又此熨法不但可通二便，凡疝气初得，用此法熨之，无不愈者。然须多熨几次，即熨至疝气消后，仍宜再熨二三次。或更加以小茴香、胡椒诸末，同炒亦佳（用胡椒末时不宜过五钱，小茴香可多用）。

医案： 一童子，年十五六。因薄受外感，腹中胀满，

大便数日不通，然非阳明之实热燥结也。医者投以承气汤，大便仍不通，而腹转增胀。自觉为腹胀所迫，几不能息，且时觉心中怔忡。诊其脉，甚微细，按之即无。脉虚证实，几为束手。亦用葱白熨法，腹胀顿减。又熨三点钟，觉结开，行至下焦。继用猪胆汁导法，大便得通而愈。

附

【猪胆汁导法】

猪胆汁导法，乃《伤寒论》下燥结之法也。原用猪胆汁，和醋少许，以灌谷道中。今变通其法，用醋灌猪胆中，手捻令醋与胆汁融和，再用一通气长竹管，一端装猪胆中，用细绳扎住，一端纳谷道中。用手将猪胆汁，由竹管挤入谷道。若谷道离大便犹远，宜将竹管深探至燥粪之处。若结之甚者，又必连用两三个。若畏猪胆汁凉，或当冷时，可将猪胆置水中温之。若无鲜猪胆，可将干者，用醋泡开，再将醋灌猪胆中，以手捻至胆汁之凝结者皆溶化，亦可用。若有灌肠注射器，则用之更便。

【葱白灸法】

古方治小便忽然不通者，有葱白灸法。用葱白一握，捆作一束，将两端切齐，中留二寸。以一端安脐上，一端用炭火灸之。待灸至脐中发热，小便自通。此盖借其温通之性，自脐透达，转入膀胱，以启小便之路也。然仅以火灸其一端，则热力之透达颇难。若以拙拟葱白熨法代之。则小便之因寒不通，或因气滞不通者，取效当更速也。

治泄泻方

1. 益脾饼

> 益脾饼中用枣肉，白术鸡金先焙熟
> 干姜加入作饼烤，点心细嚼慢下喉

主治：脾胃湿寒，饮食减少，长作泄泻，完谷不化。

组成：白术四两　干姜二两　鸡内金二两　熟枣肉半斤

服法：上药四味，白术、鸡内金皆用生者，每味各自轧细焙熟（先轧细而后焙者，为其焙之易匀也）。再将干姜轧细，共和枣肉，同捣如泥，作小饼。木炭火上炙干，空心时，当点心，细嚼咽之。曾为友人制此方，和药一料，服之而愈者数人。后屡试此方，无不效验。

方解：试述之：此方治脾胃被寒湿所困，实当益脾助其运化。重用白术健脾以化湿，干姜温脾以散寒，枣肉补脾以扶弱，鸡金运脾以化滞。锡纯善用鸡内金，其理前列数方已和盘托出，颇为详尽，便不再赘言。此方四药，配伍恰当。用焙熟作饼之法，细嚼服下，既能作可口点心，又确是却病良药，一举两得。

医案：一妇人，年三十许，泄泻数月。用一切治泻诸药皆不效。其脉不凉，亦非完谷不化。遂单用白术、枣肉，如法为饼，服之而愈。此证并不用鸡内金者，因鸡内金虽有助脾胃消食之力，而究与泻者不宜也。

2. 扶中汤

扶中久泻气血虚，身体羸弱劳瘵疾
白术山药龙眼肉，补养气血益心脾

主治：泄泻久不止，气血俱虚，身体羸弱，将成劳瘵之候。

组成：於术一两，炒　生山药一两　龙眼肉一两

加减：小便不利者加椒目三钱，炒捣

方解：龙眼肉，味甘能补脾，气香能醒脾，诚为脾家要药。且心为脾母，龙眼肉色赤入心，又能补益心脏，俾母旺自能荫子也。愚治心虚怔忡，恒俾单购龙眼肉斤许，饭甑蒸熟，徐徐服之，皆大有功效，是能补心之明征。又大便下血者，多因脾虚不能统血，亦可单服龙眼肉而愈，是又补脾之明征也。

医案：一妇人，年四十许。初因心中发热，气分不舒，医者投以清火理气之剂，遂泄泻不止。更延他医，投以温补之剂，初服稍轻，久服，则泻仍不止。一日夜四五次，迁延半载，以为无药可治。后愚为诊视，脉虽濡弱，而无

弦数之象，知犹可治。但泻久身弱，虚汗淋漓，心中怔忡，饮食减少，踌躇久之，为拟此方，补脾兼补心肾。数剂泻止，而汗则加多。遂于方中加龙骨、牡蛎（皆不用煅）各六钱，两剂汗止，又变为漫肿。盖从前泻时，小便短少，泻止后，小便仍少，水气下无出路，故蒸为汗，汗止又为漫肿也。斯非分利小便，使水下有出路不可。特其平素常觉腰际凉甚，利小便之药，凉者断不可用。遂用此方，加椒目三钱，连服十剂痊愈。

3. 薯蓣粥

薯蓣轧细煮浓粥，阴虚劳热喘或嗽
小便不利大便泻，赢弱虚损服不愁
久泻肠滑不能固，蛋黄三枚煮熟收

主治：阴虚劳热，或喘，或嗽，或大便滑泻，小便不利，一切赢弱虚损之证。

组成：生怀山药一斤，轧细过罗

煎服法：上药一味，每服用药七八钱，或至一两。和凉水调入锅内，置炉上，不住以箸搅之，两三沸即成粥服之。若小儿服，或少调以白糖亦可。此粥多服久服间有发闷者，掺以西药百布圣一瓦同服，则无此弊，且更多进饮食。

方解：山药之功效，一味薯蓣饮后曾详言之。至治泄泻，必变饮为粥者，诚以山药汁本稠黏，若更以之作粥，则稠黏之力愈增，大有留恋肠胃之功也。忆二十年前，岁试津门，偶患泄泻，饮食下咽，觉与胃腑不和，须臾肠中作响，遂即作泻，浓煎甘草汤，调赤石脂细末，服之不效。乃用白粳米慢火煮烂熟作粥，尽量食之，顿觉脾胃舒和，腹中亦不作响，泄泻遂愈。是知无论何物作粥，皆能留恋肠胃。而山药性本收涩，故煮粥食之，其效更捷也。且大便溏泻者，多因小便不利，山药能滋补肾经，使肾阴足，而小便自利，大便自无溏泻之患。

医案：一妇人，年三十余。泄泻数月不止，病势垂危。倩人送信于其父母，其父将往瞻视，询方于愚。言从前屡次延医治疗，百药不效。因授以山药煮粥方，日服三次，两日痊愈。又服数日，身亦康健。按：生芡实轧细作粥，收涩之力过于山药，而多服久服易作满闷，不若山药作粥，可日日服之也。

4. 薯蓣鸡子黄粥

见薯蓣粥。

主治：泄泻久，而肠滑不固者。

组成：即前薯蓣粥，加熟鸡子黄三枚。

方解：盖鸡子黄，有固涩大肠之功，且较鸡子白，易消化也。以后此方用过数次，皆随手奏效。

医案：一人，年近五旬。泄泻半载不愈，羸弱已甚。遣人来询方，言屡次延医服药，皆分毫无效。授以薯蓣粥方，数日又来言，服之虽有效验，泻仍不止。遂俾用鸡子数枚煮熟，取其黄捏碎，调粥中服之，两次而愈。

5. 薯蓣苤苢粥

> 薯蓣苤苢熬粥用，阴虚肾燥尿不通
> 大便滑泄虚痰嗽，山药车前建奇功

主治： 阴虚肾燥，小便不利，大便滑泻，兼治虚劳有痰作嗽。

组成： 生山药一两，轧细　生车前子四钱

煎服法： 上二味，同煮作稠粥服之，一日连服三次，小便自利，大便自固。

方解： 盖山药能固大便，而阴虚小便不利者服之，又能利小便。车前子能利小便，而性兼滋阴，可为补肾药之佐使（五子衍宗丸中用之），又能助山药以止大便。况二药皆汁浆稠黏，同作粥服之，大能留恋肠胃，是以效也。治虚劳痰嗽者，车前宜减半。盖用车前者，以其能利水，即能利痰，且性兼滋阴，于阴虚有痰者尤宜。而仍不敢多用者，恐水道过利，亦能伤阴分也。车前子能利小便，而骤用之亦无显然功效。惟将车前子炒熟（此药须买生者自家经手炒，以微熟为度，过熟则无力），嚼服少许，须臾又服，约六点钟

服尽一两，小便必陡然利下，连连不止。此愚实验而得之方也。若单用车前子两半，煮稠粥，顿服之，治大便滑泻亦甚效验。

医案：黄姓媪，大便滑泻，百药不效。或语以单用车前两半熬粥顿服，一服即愈。然必用生者煮之，始能成粥，若炒熟者，则不能成粥矣。

6. 加味天水散

加味天水治暑泻，肌热燥咳喘不歇
滑石甘草同山药，暑热伤津病能捷

主治：暑日泄泻不止，肌肤烧热，心中燥渴，小便不利，或兼喘促。小儿尤多此证，用此方更佳。

组成：生山药一两　滑石六钱　粉甘草三钱

煎服法：作汤服。

方解：此久下亡阴，又兼暑热之证也。故方中用天水散以清潴暑之热。而甘草分量，三倍原方（原方滑石六、甘草一，故亦名六一散），其至厚之味，与滑石之至淡者相济，又能清阴虚之热。又重用山药之大滋真阴，大固元气者，以参赞之。真阴足，则小便自利，元气固，则泄泻自止。且其汁浆稠黏，与甘草之甘缓者同用，又能逗留滑石，不至速于淡渗。俾其清凉之性由胃输脾，由脾达肺，水精四布，下通膀胱，则周身之热与上焦之燥渴喘促，有不倏然顿除者乎！小儿少阳之体，最不耐热，故易伤暑。而饮食起居，喜贪寒凉，故又易泄泻。泻久则亡阴作热，必愈畏暑气之热，病热循环相因，所以治之甚难也。此方药止三味，而用意周匝，内伤外感，兼治无遗。一两剂后，暑热渐退，即滑石可以渐减，随时斟酌用之，未有不应手奏效者。小儿暑月泻久，虚热上逆，与暑热之气相并，填塞胃口，恒至恶心呕吐，不受饮食。此方不但清暑滋阴，和中止泻，其重坠之性，又能镇胃安冲，使上逆之热与暑气之热，徐徐下行，自小便出，而其恶心呕吐自止。

医案： 初定此方时，授门人高如璧录之。翌日，如璧还里，遇一孺子，泄泻月余，身热燥渴，嗜饮凉水，强与饮食，即恶心呕吐，多方调治不愈。如璧投以此汤，一剂，燥渴与泄泻即愈其半。又服一剂，能进饮食，诸病皆愈。

7. 加味四神丸

加味四神五味子，肉蔻吴萸补骨脂
花椒硫黄姜枣入，黎明腹疼泄泻止

主治： 黎明腹疼泄泻。

组成： 补骨脂六两，酒炒　吴茱萸三两，盐炒　五味子四两，炒　肉豆蔻四两，面裹煨　花椒一两，微焙　生硫黄六

钱　大枣八十一枚　生姜六两，切片

服法：先煮姜十余沸，入枣同煮，至烂熟去姜，余药为细末，枣肉为丸，桐子大。

方解：人禀天地之气而生，人身一小天地也。天地之一阳生于子，故人至夜半之时，肾系命门之处，有气息息萌动，即人身之阳气也。至黎明寅时，为三阳之候，人身之阳气，亦应候上升，自下焦而将达中焦。其人或元阳之根柢素虚，当脐之处，或兼有凝寒遮蔽，即互相薄激，致少腹作疼。久之阳气不胜凝寒，上升之机转为下降，大便亦即溏下，此黎明作泻之所由来也。夫下焦之阳气少火也，即相火也，其火生于命门，而寄于肝胆。故四神方中，用补骨脂以补命门，吴茱萸以补肝胆，此培火之基也。然泻者关乎下焦，实又关乎中焦，故又用肉豆蔻之辛温者，以暖补脾胃。且其味辛而涩，协同五味之酸收者，又能固涩大肠，摄下焦气化。且姜、枣同煎，而丸以枣肉，使辛甘化合，自能引下焦之阳，以达于中焦也。然此药病轻者可愈，病重者服之，间或不愈，以其补火之力犹微也。故又加花椒、硫黄之大补元阳者以助之，而后药力始能胜病也。

治痰饮方

1. 理饮汤

理饮苓术黄芪草，干姜橘红朴桂芍
阳虚湿蕴变饮邪，离照当空阴霾消

主治：因心肺阳虚，致脾湿不升，胃郁不降，饮食不能运化精微，变为饮邪。停于胃口为满闷，溢于膈上为短气，渍满肺窍为喘促，滞腻咽喉为咳吐黏涎。甚或阴霾布满上焦，心肺之阳不能畅舒，转郁而作热。或阴气逼阳外出为身热，迫阳气上浮为耳聋。然必诊其脉，确乎弦迟细弱者，方能投以此汤。

组成：於术四钱　干姜五钱　桂枝尖二钱　炙甘草二钱　茯苓片二钱　生杭芍二钱　橘红钱半　川厚朴钱半

加减：服数剂后，饮虽开通，而气分若不足者，酌加生黄芪数钱。

方解：方中用桂枝、干姜，以助心肺之阳而宣通之。白术、茯苓、甘草，以理脾胃之湿而淡渗之（茯苓、甘草同用最泻湿满）。用厚朴者，叶天士谓：厚朴多用则破气，少用则通阳，欲借温通之性，使胃中阳通气降，运水谷速于下行也。用橘红者，助白术、茯苓、甘草以利痰饮也。至白芍，若取其苦平之性，可防热药之上僭（平者主降），若取其酸敛之性，可制虚火之浮游（《神农本草经》谓芍药苦平，后世谓芍药酸敛，其味实苦而微酸）。且药之热者，宜于脾胃，恐不宜于肝胆，又取其凉润之性，善滋肝胆之阴，即预防肝胆之热也。况其善利小便，小便利而痰饮自减乎。

医案：一妇人，年四十许。胸中常觉满闷发热，或旬日，或浃辰之间，必大喘一两日。医者用清火理气之药，初服稍效，久服转增剧。后愚诊视，脉沉细几不可见。病家问：系何病因？愚曰：此乃心肺阳虚，不能宣通脾胃，以致多生痰饮也。人之脾胃属土，若地舆然。心肺居临其上正当太阳部位（膈上属太阳，观《伤寒论》太阳篇自知），其阳气宣通，若日丽中天，暖光下照。而胃中所纳水谷，实借其阳气宣通之力，以运化精微而生气血，传送渣滓而为二便。清升浊降，痰饮何由而生？惟心肺阳虚，不能如离照当空，脾胃即不能借其宣通之力，以运化传送，于是饮食停滞胃口，若大雨之后，阴雾连旬，遍地污淖，不能干渗，则痰饮生矣。痰饮既生，日积月累，郁满上焦则作闷，渍满肺窍则作喘，阻遏心肺阳气，不能四布则作热。医者不识病源，犹用凉药清之，勿怪其久而增剧也。遂为制此汤，服之一剂，心中热去，数剂后转觉凉甚。遂去白芍，连服二十余剂，胸次豁然，喘不再发。

2. 理痰汤

理痰半夏茯苓陈，芝麻芍芡柏子仁
治痰治标更治本，降胃补肾效若神
龙蛎理痰去芡实，龙牡赭石朴硝存
思虑生痰痰生热，神志不宁此方能

主治： 痰涎郁塞胸膈，满闷短气。或渍于肺中为喘促咳逆；停于心下为惊悸不寐；滞于胃口为胀满哕呃；溢于经络为肢体麻木或偏枯；留于关节，着于筋骨，为俯仰不利，牵引作疼；随逆气肝火上升，为眩晕不能坐立。

组成： 生芡实一两　清半夏四钱　黑芝麻三钱，炒捣　柏子仁二钱，炒捣　生杭芍二钱　陈皮二钱　茯苓片二钱

加减： 此方若治痫风，或加朱砂，或加生铁落，或用磨刀水煎药，皆可。

方解： 世医治痰，习用宋《局方》二陈汤，谓为治痰之总剂。不知二陈汤能治痰之标，不能治痰之本。何者？痰之标在胃，痰之本原在于肾。肾主闭藏，以膀胱为腑者也。其闭藏之力，有时不固，必注其气于膀胱。膀胱膨胀，不能空虚若谷，即不能吸引胃中水饮，速于下行而为小便，此痰之所由来也。又肾之上为血海，奇经之冲脉也。其脉上隶阳明，下连少阴。为其下连少阴也，故肾中气化不摄，则冲气易于上干。为其上隶阳明也，冲气上干，胃气亦多

上逆，不能息息下行以运化水饮，此又痰之所由来也。此方以半夏为君，以降冲胃之逆。即重用芡实，以收敛冲气，更以收敛肾气，而厚其闭藏之力。肾之气化治，膀胱与冲之气化，自无不治，痰之本原清矣。用芝麻、柏实者，润半夏之燥，兼能助芡实补肾也。用芍药、茯苓者，一滋阴以利小便，一淡渗以利小便也。用陈皮者，非借其化痰之力，实借其行气之力，佐半夏以降逆气，并以行芡实、芝麻、柏实之滞腻也。

医案：（1）友人毛仙阁，曾治一妇人，年四十余。上盛下虚，痰涎壅滞，饮食减少，动则作喘。他医用二陈汤加减治之，三年，病转增剧。后延毛仙阁诊视，投以此汤，数剂病愈强半。又将芡实减去四钱，加生山药五钱，连服二十余剂，痰尽消，诸病皆愈。至今数年，未尝反复。

（2）仙阁又尝治一少妇，患痫风。初两三月一发，浸至两三日一发。脉滑、体丰，知系痰涎为恙。亦治以此汤，加赭石三钱，数剂竟能拔出病根。后与愚觌面述之，愚喜曰："向拟此汤时，原不知能治痫风，经兄加赭石一味，即建此奇功，大为此方生色矣。"

3. 龙蚝理痰汤

见理痰汤。

主治：因思虑生痰，因痰生热，神志不宁。

组成：清半夏四钱　生龙骨六钱，捣细　生牡蛎六钱，捣细　生赭石三钱，轧细　朴硝二钱　黑芝麻三钱，炒捣　柏子仁三钱，炒捣　生杭芍三钱　陈皮二钱　茯苓二钱

方解：此方，即理痰汤以龙骨、牡蛎代芡实，又加赭石、朴硝也。其所以如此加减者，因此方所主之痰，乃虚而兼实之痰。实痰宜开，礞石滚痰丸之用硝黄者是也；虚痰宜补，肾虚泛作痰，当用肾气丸以逐之者是也。至虚而兼实之痰，则必一药之中，能开痰亦能补虚，其药乃为对证，若此方之龙骨、牡蛎是也。盖人之心肾，原相助为理。肾虚则水精不能上输以镇心，而心易生热，是由肾而病及心也；心因思虑过度生热，必暗吸肾之真阴以自救，则肾易亏耗，是由心而病及肾也。于是心肾交病，思虑愈多，热炽液凝，痰涎壅滞矣。惟龙骨、牡蛎能宁心固肾，安神清热，而二药并用，陈修园又称为治痰之神品，诚为见道之言。故方中用之以代芡实，而犹恐痰涎过盛，消之不能尽消，故又加赭石、朴硝以引之下行也。

医案：一媪，年六十二，资禀素羸弱。偶当外感之余，忽然妄言妄见，惊惧异常，手足扰动，饥渴不敢饮食，少腹塌陷，胸膈突起。脉大于平时一倍，重按无力。知系肝肾大虚，冲气上逆，痰火上并，心神扰乱也。投以此汤，去朴硝，倍赭石，加生山药、山萸肉（去净核）、生地黄各六钱。又磨取铁锈水煎药（理详一味铁养汤下），一剂即愈。又服一剂，以善其后。

4. 健脾化痰丸

> 健脾化痰二药为，生用白术鸡金随
> 脾胃虚弱食不运，炼蜜为丸积聚推

主治： 脾胃虚弱，不能运化饮食，以致生痰。

组成： 生白术二两　生鸡内金二两，去净瓦石糟粕

服法： 上药二味，各自轧细过罗，各自用慢火焙熟（不可焙过），炼蜜为丸梧桐子大。每服三钱，开水送下。

方解： 白术纯禀土德，为健补脾胃之主药，然土性壅滞，故白术多服久服，亦有壅滞之弊；有鸡内金之善消瘀积者以佐之，则补益与宣通并用。俾中焦气化，壮旺流通，精液四布，清升浊降，痰之根柢蠲除矣。又此方不但治痰甚效，凡廉于饮食者，服之莫不饮食增多。且久服之，并可消融腹中一切积聚。初拟此方时，原和水为丸。而久服者间有咽干及大便燥结之时。后改用蜜丸，遂无斯弊。

5. 期颐饼

> 期颐饼作以除满，治痃开结因行痰
> 芡实内金糖白面，烙饼祛疾香且甜

主治：老人气虚，不能行痰，致痰气郁结，胸次满闷，胁下作疼。凡气虚痰盛之人，服之皆效，兼治疝气。

组成：生芡实六两　生鸡内金三两　白面半斤　白砂糖不拘多少

制法：先将芡实用水淘去浮皮，晒干，轧细，过罗。再将鸡内金（中有瓦石糟粕去净，分量还足）轧细，过罗，置盆内浸以滚水，半日许。再入芡实、白糖、白面，用所浸原水，和作极薄小饼，烙成焦黄色，随意食之。然芡实、鸡内金须自监视，如法制好，不可委之于坊间也。

方解：鸡内金，鸡之脾胃也，其中偶有瓦石铜铁，皆有消化痕迹，脾胃之坚壮可知。故用以补助脾胃，大能运化饮食，消磨瘀积。食化积消，痰涎自除。再者，老人痰涎壅盛，多是下焦虚惫，气化不摄，痰涎随冲气上泛。芡实大能敛冲固气，统摄下焦气化。且与麦面同用，一补心，一补肾，使心肾相济，水火调和，而痰气自平矣。老人之痰，虽由于气虚不行，但却不加以补助气分之品，因凡补气之药，久服转有他弊。此方所用药品，二谷食，一肉食，复以砂糖调之，可作寻常服食之物，与他药饵不同。且食之，能令人饮食增多，则气虚者自实也。此方去芡实，治小儿疳积瘀胀，大人癥瘕积聚。

6. 治痰点天突穴法

点按天突治痰厥，大指屈力按此穴
指端一起复一点，喉痒嗽痰真妙诀

点天突穴以治痰厥，善针灸者，大抵知之。而愚临证体验，尤曲尽点法之妙。穴在结喉（项间高骨）下宛宛中。点时屈手大指（指甲长须剪之）以指甲贴喉，指端着穴，直向下用力（勿斜向里），其气即通。指端，当一起一点，令痰活动，兼频频挠动其指端，令喉痒作嗽，其痰即出。

医案：（1）一妇人，年二十许。数日之前，觉胸中不舒，一日忽然昏昏似睡，半日不醒。适愚自他处归，过其村。病家见愚喜甚，急求诊治。其脉沉迟，兼有闭塞之象。唇动。凡唇动者，为有痰之征。脉象，当系寒痰壅滞上焦过甚。遂令人扶之坐，以大指点其天突穴，俾其喉痒作嗽。约点半点钟，咳嗽十余次，吐出凉痰一碗，始能言语。又用干姜六钱，煎汤饮下而愈。

（2）岁在甲寅，客居大名之金滩镇。时当孟春，天寒，雨且雪，一兵士衣装尽湿，因冻甚，不能行步，其伙舁之至镇，昏不知人。呼之不应，用火烘之，且置于温暖之处，经宿未醒。闻愚在镇，曾用点天突穴法，治愈一人，求为诊治。见其僵卧不动，呼吸全无。按其脉，仿佛若动。以手掩其口鼻，每至呼吸之顷，微觉有热，知犹可救。遂令人扶起俾坐，治以点天突穴之法，兼捏其结喉。约两点钟，咳嗽二十余次，共吐凉痰碗半，始能呻吟。亦饮以干姜而愈。

附

【捏结喉法】

捏结喉法，得之沧州友人张献廷，其令人喉痒作嗽之力尤速。欲习其法者，可先自捏其结喉，如何捏法即可作嗽，则得其法矣。然当气塞不通时，以手点其天突穴，其气即通。捏结喉，必痒嗽吐痰后，其气乃通。故二法宜相辅并用也。

按：西人谓，冻死者若近火，则寒气内迫，难救。宜置寒冷室中，或树阴无风处，将衣服脱除，用雪团或冷水，周身摩擦；或将身置冷水中，周身摩擦。及四肢渐次柔软，行人工呼吸法，此时摩擦，更不宜间断。迨患者自能呼吸，先被以薄衾，继用稍厚之被，渐移入暖室。

按：此法必周身血肉，冻至冰凝，呼吸全无者，方宜用之。若冻犹不至若是之剧，用其法者又宜斟酌变通。究之其法虽善，若果有寒痰堵塞，必兼用点天突穴，捏结喉法，方能挽救。人工呼吸法，即患者呼吸全无，以法复其呼吸之谓也。其法，先将患者仰卧，俾其头及胸稍高。启其口，将舌周遭缠以细布条，紧结之，防舌退缩，及口之收闭。救护者跪于头之旁，以两手握患者之两肘，上提过头，俾空气流入肺中，以助其吸后，须臾，将两肘放下，紧压于胸胁之际，以助其呼（助其呼时更有人以两手心按其胸及心窝更佳）。如此往复，行至患者自能呼吸而止。此为救急之良方，凡呼吸暴停者，皆可用此方救之。

【明矾汤】

生白矾，长于治顽痰热痰，急证用之，诚有捷效。惟凉痰凝滞者，断不可用。一妇人，年二十余。因悲泣过度，痰涎堵塞胃口，其胃气蓄极上逆，连连干呕。形状又似呃逆，气至咽喉不能上达。剧时，浑身抖战，自揪其发，有危在顷刻之状。医者，用生姜自然汁灌之，益似不能容受。愚诊视之，其脉左手沉濡，右三部皆无。然就其不受生姜观之，仍当是热痰堵塞，其脉象如此者，痰多能瘀脉也。且其面有红光，亦系热证。遂用生白矾二钱，化水俾饮之，即愈。此方愚用之屡次，审知其非寒痰堵塞，皆可随手奏效。即痰厥至垂危者，亦能救愈。

【麝香香油灌法】

严用和云："中风不醒者，麝香清油灌之。"曾治一人，年二十余。因夫妻反目，身躯忽然后挺，牙关紧闭，口出涎沫。及愚诊视，已阅三点钟矣。其脉闭塞不全，先用痧药吹鼻，得嚏气通，忽言甚渴。及询之，仍昏昏如故，惟牙关微开，可以进药。因忆严用和麝香清油灌法，虽治中风不醒，若治痰厥不醒，亦当有效。况此证形状，未必非内风掀动。遂用香油二两炖热，调麝香一分，灌之即醒。又：硼砂四钱化水，治痰厥可代白矾，较白矾尤稳妥。若

治寒痰堵塞，用胡椒三钱捣碎，煎汤灌之，可代生姜自然
汁与干姜汤。

治癫狂方

1. 荡痰汤

> 荡痰汤中用硝黄，赭石半夏郁金当
> 癫狂失心滑实脉，顽痰凝甚加遂强

主治： 癫狂失心，脉滑实者。

组成： 生赭石二两，轧细　大黄一两　朴硝六钱　清半夏
三钱　郁金三钱

2. 荡痰加甘遂汤

> 见荡痰汤。

主治： 前证，顽痰凝结之甚者，非其证大实不可轻投。

组成： 其方，即前方加甘遂末二钱。

煎服法： 将他药煎好，调药汤中服。凡用甘遂，宜为
末，水送服。或用其末，调药汤中服。若入汤剂煎服，必
然吐出。又凡药中有甘遂，不可连日服之，必隔两三日

方可再服，不然亦多吐出。又其性与甘草相犯，用者须切记。

方解：甘遂性猛烈走窜，后世本草，称其以攻决为用，为下水之圣药。痰亦水也，故其行痰之力，亦百倍于他药。痰脉多滑，然非顽痰也。愚治此证甚多。凡癫狂之剧者，脉多瘀塞，甚或六脉皆不见，用开痰药通之，其脉方出，以是知顽痰之能闭脉也。癫狂之证，乃痰火上泛，瘀塞其心与脑相连窍络，以致心脑不通，神明皆乱。故方中重用赭石，借其重坠之力，摄引痰火下行，俾窍络之塞者皆通，则心与脑能相助为理，神明自复其旧也。是以愚治此证之剧者，赭石恒有用至四两者，且又能镇甘遂使之专于下行，不至作呕吐也。癫者，性情颠倒，失其是非之明。狂者，无所畏惧，妄为妄言，甚或见闻皆妄。大抵此证初起，先微露癫意，继则发狂。狂久不愈，又渐成癫，甚或知觉全无。盖此证，由于忧思过度，心气结而不散，痰涎亦即随之凝结。又加以思虑过则心血耗，而暗生内热。痰经热炼，而胶黏益甚，热为痰锢，而消解无从。于是痰火充溢，将心与脑相通之窍络，尽皆瘀塞，是以其神明潒乱也。其初微露癫意者，痰火犹不甚剧也，迨痰火积而益盛，则发狂矣。是以狂之甚者，用药下其痰，恒作红色，痰而至于红，其热可知。迨病久，则所瘀之痰，皆变为顽痰。其神明潒乱之极，又渐至无所知觉，而变为癫证。且其知觉欲无，从前之忧思必减，其内热亦即渐消，而无火以助其狂，此又所以变为癫也。然其初由癫而狂易治，其后由狂而癫难治。故此证，若延至三四年者，治愈者甚少。

医案：曾治一少年癫狂，医者投以大黄六两，连服两剂，大便不泻。后愚诊视，为开此方，惟甘遂改用三钱。病家谓，从前服如许大黄，未见行动，今方中止用大黄两许，岂能效乎？愚曰：但服，无虑也。服后，大便连泻七八次，降下痰涎若干，癫狂顿愈。见者以为奇异，彼盖不知甘遂三钱之力，远胜于大黄六两之力也。

3. 调气养神汤

调气养神龙眼肉，柏草龙牡生地筹
天冬麦芽松菖远，送服朱砂锈水优

主治：其人思虑过度，伤其神明。或更因思虑过度，暗生内热，其心肝之血，消耗日甚，以致心火肝气，上冲头部，扰乱神经，致神经失其所司，知觉错乱，以是为非，以非为是，而不至于疯狂过甚者。

组成：龙眼肉八钱　柏子仁五钱　生龙骨五钱，捣碎　生牡蛎五钱，捣碎　远志二钱，不炙　生地黄六钱　天门冬四钱　甘松二钱　生麦芽三钱　菖蒲二钱　甘草钱半　镜面朱砂三分，研细，用头次煎药汤两次送服

煎服法：磨取铁锈浓水煎药。

方解：此乃养神明、滋心血、理肝气、清虚热之方也。龙眼肉色赤入心，且多津液，最能滋补血分，兼能保合心

气之耗散，故以之为主药；柏树杪向西北，禀金水之精气，其实采于仲冬，饱受霜露，且多含油质，故善养肝，兼能镇肝（水能养肝，金能镇木），又与龙骨、牡蛎之善于敛戢肝火、肝气者同用，则肝火、肝气自不挟心火上升，以扰乱神经也；用生地黄者，取其能泻上焦之虚热，更能助龙眼肉生血也；用天门冬者，取其凉润之性，能清心宁神，即以开燥痰也；用远志、菖蒲者，取其能开心窍、利痰涎，且能通神明也；用朱砂、铁锈水者，以其皆能镇安神经，又能定心平肝也；用生麦芽者，诚以肝为将军之官，中寄相火，若但知敛之镇之，或激动其响应之力，故又加生麦芽，以将顺其性，盖麦芽炒用能消食，生用则善舒肝气也。至于甘松，其性在中医用之以清热、开瘀、逐痹；在西医则推为安养神经之妙药，而兼能治霍乱转筋，盖神经不失其所司，则筋可不转，此亦足见安养神经之效也。

治大气下陷方

1. 升陷汤

升陷汤中用升柴，黄芪知母桔梗侪
气短吸难症危险，虚甚参萸不徘徊

主治：胸中大气下陷，气短不足以息。或努力呼吸，有似乎喘。或气息将停，危在顷刻。其兼证，或寒热往来，或咽干作渴，或满闷怔忡，或神昏健忘，种种病状，诚难悉数。其脉象沉迟微弱，关前尤甚。其剧者，或六脉不全，或参伍不调。

组成： 生箭芪六钱　知母三钱　柴胡一钱五分　桔梗一钱五分　升麻一钱

加减： 气分虚极下陷者，酌加人参数钱，或再加山萸肉（去净核）数钱，以收敛气分之耗散，使升者不至复陷更佳。若大气下陷过甚，至少腹下坠，或更作疼者，宜将升麻改用钱半，或倍作二钱。

方解： 升陷汤，以黄芪为主者，因黄芪既善补气，又善升气。惟其性稍热，故以知母之凉润者济之。柴胡为少阳之药，能引大气之陷者自左上升。升麻为阳明之药，能引大气之陷者自右上升。桔梗为药中之舟楫，能载诸药之力上达胸中，故用之为向导也。至其气分虚极者，酌加人参，所以培气之本也。或更加萸肉，所以防气之涣也。至若少腹下坠或更作疼，其人之大气直陷至九渊，必需升麻之大力者，以升提之，故又加升麻五分或倍作二钱也。方中之用意如此，至随时活泼加减，尤在临证者之善变通耳。

经典配伍： 升麻、柴胡；黄芪、知母。两组对药已不需赘述。然此方为锡纯治大气下陷第一方，组方精巧，论理详明，笔者只录其方解，余论未录，实诚惶诚恐。望读者能参考《医学衷中参西录》原著。

医案： 此方锡纯用之疗效甚佳，原书记录多则医案，现仅摘录两则于下。

（1）一人，年二十余。动则作喘，时或咳嗽。医治数年，病转增剧，皆以为劳疾不可治。其脉非微细，而指下若不觉其动。知其大气下陷，不能鼓脉外出，以成起伏之势也。投以升陷汤，加人参、天冬各三钱，连服数剂而愈。因其病久，俾于原方中减去升麻，为末炼蜜作丸药，徐服月余，以善其后。

（2）一人，年二十四。胸中满闷，昼夜咳嗽，其咳嗽时，胁下疼甚。诊其脉象和平，重按微弦无力。因其胁疼，又兼胸满，疑其气分不舒，少投以理气之药。为其脉稍弱，又以黄芪佐之，而咳嗽与满闷益甚，又兼言语声颤动。乃细问病因，知其素勤稼穑，因感冒懒食，犹枵腹力作，以致如此。据此病因，且又服理气之药不受，其为大气下陷无疑。遂投以升陷汤，四剂，其病脱然。

2. 回阳升陷汤

回阳升陷芪当归，干姜甘草桂枝随
心肺阳虚气下陷，心冷背寒短气为

主治： 心肺阳虚，大气又下陷者。其人心冷、背紧、恶寒，常觉短气。

组成： 生黄芪八钱　干姜六钱　当归身四钱　桂枝尖三钱　甘草一钱

方解：周身之热力，借心肺之阳，为之宣通，心肺之阳，尤赖胸中大气，为之保护。大气一陷，则心肺阳分素虚者，至此而益虚，欲助心肺之阳，不知升下陷之大气，虽日服热药无功也。心脏属火，西人亦谓周身热力皆发于心，其能宣通周身之热宜矣。今论周身热力不足，何以谓心肺之阳皆虚？肺与心同居膈上，左心房之血脉管，右心房之回血管，皆与肺循环相通，二脏之宣通热力，原有相助为理之妙。然必有大气以斡旋之，其功用始彰耳。喻嘉言《医门法律》最推重心肺之阳，谓心肺阳旺，则阴分之火自然潜伏。至陈修园推广其说，谓心肺之阳下济，大能温暖脾胃消化痰饮。皆确论也。

试述制方之理：全方皆为阳药，以黄芪生气补气，锡纯常用此药治疗胸中大气下陷。配以桂枝，温助黄芪升气。干姜、甘草二药法仲景甘草干姜汤之意，奏寒因热用之功。当归性温能通气分。

医案：一童子，年十三四，心身俱觉寒凉，饮食不化，常常短气，无论服何热药，皆分毫不觉热。其脉微弱而迟，右部兼沉。知其心肺阳分虚损，大气又下陷也。为制此汤，服五剂，短气已愈，身心亦不若从前之寒凉。遂减桂枝之半，又服数剂痊愈。俾停药，日服生硫黄分许，以善其后。

3. 理郁升陷汤

> 汤方理郁又升陷，钱半柴胡桂枝尖
> 六钱黄芪为主药，乳没知归用三钱

主治：胸中大气下陷，又兼气分郁结，经络湮淤者。

组成：生黄芪六钱　知母三钱　当归身三钱　桂枝尖钱半　柴胡钱半　乳香三钱，不去油　没药三钱，不去油

加减：胁下撑胀，或兼疼者，加龙骨、牡蛎（皆不用煅）各五钱；少腹下坠者，加升麻一钱。

方解：试述之：黄芪、知母这对组合调理气化，升气为用。柴胡引下陷之气上升，桂枝调达郁结之肝气，柴胡、桂枝二药合用，相得益彰；配伍以当归，虽为血药，却能通气分。

医案：一妇人，年三十许。胸中满闷，时或作疼，鼻息发热，常常作渴。自言得之产后数日，劳力过度。其脉迟而无力，筹思再三，莫得病之端绪。姑以生山药一两，滋其津液，鸡内金二钱、陈皮一钱，理其疼闷，服后忽发寒热。再诊其脉，无力更甚，知其气分郁结，又下陷也。遂为制此汤，一剂诸病皆觉轻，又服四剂痊愈。

4. 醒脾升陷汤

主治： 脾气虚极下陷，小便不禁。

组成： 生箭芪四钱　白术四钱　桑寄生三钱　川续断三钱　萸肉四钱，去净核　龙骨四钱，捣　牡蛎四钱，捣　川萆薢二钱　甘草二钱，蜜炙

方解：《内经》曰："饮入于胃，游溢精气，上输于脾，脾气散精，上归于肺，通调水道，下输膀胱。"是脾也者，原位居中焦，为水饮上达下输之枢机，枢机不旺，则不待上达而即下输，此小便之所以不禁也。然水饮降下之路不一，《内经》又谓"肝热病者，小便先黄"，又谓"肝壅两胁满，卧则惊悸，不得小便。"且芍药为理肝之主药，而善利小便。由斯观之，是水饮又由胃入肝，而下达膀胱也。至胃中所余水饮，传至小肠渗出，此又人所共知。故方中用黄芪、白术、甘草以升补脾气，即用黄芪同寄生、续断以升补肝气，更用龙骨、牡蛎、萸肉、萆薢以固涩小肠也。又人之胸中大气旺，自能吸摄全身气化，不使下陷，黄芪与寄生并用，又为填补大气之要药也。黄芪为补肺脾之药，其能补肝气何也？因肝属木而应春令，其气温而性喜条达，黄芪性温而升，以之补肝，原有同气相求之妙用。愚自临

证以来，凡遇肝气虚弱，不能条达，一切补肝之药不效者，重用黄芪为主，而少佐以理气之品，服之，复杯之顷，即见效验。《本经》谓桑寄生能治腰疼、坚齿发、长须眉，是当为补肝肾之药，而谓其能补胸中大气何也？因寄生根不着土，寄生树上，最善吸空中之气，以自滋生，故其所含之气化，实与胸中大气为同类。尝见有以补肝肾，而多服久服，胸中恒觉满闷，无他，因其胸中大气不虚，故不受寄生之补也。且《本经》不又谓其治痈肿乎？然痈肿初起，服之必无效，惟痈肿溃后，生肌不速，则用之甚效。如此而言，又与黄芪之主痈疽败证者相同，则其性近黄芪，更可知矣。萆薢多用以治淋，夫淋以通利为主，盖取萆薢能利小便也。此方中用之以固小便，其性果固小便乎，抑利小便乎？因萆薢为固涩下焦之要药，其能治失溺，《名医别录》原有明文。时医因古方有萆薢分清饮，遂误认萆薢为利小便之要药，而于小便不利、淋涩诸证多用之。尝见有以利小便，而小便转癃闭者，以治淋证，竟致小便滴沥不通者，其误人可胜道哉！盖萆薢分清饮之君萆薢，原治小便频数，溺出旋白如油，乃下焦虚寒，气化不固之证，观其佐以缩小便之益智，温下焦之乌药，其用意可知。特当日命名时，少欠斟酌，遂致庸俗医辈，错有会心，贻害无穷，可不慎哉！

治气血郁滞肢体疼痛方

1. 升降汤

主治： 肝郁脾弱，胸胁胀满，不能饮食。宜与论肝病治法参看。

组成： 野台参二钱　生黄芪二钱　白术二钱　广陈皮二钱　川厚朴二钱　生鸡内金二钱，捣细　知母三钱　生杭芍三钱　桂枝尖一钱　川芎一钱　生姜二钱

方解： 世俗医者，动曰平肝，故遇肝郁之证，多用开破肝气之药。至遇木盛侮土，以致不能饮食者，更谓伐肝即可扶脾。不知人之元气，根基于肾，而萌芽于肝。凡物之萌芽，皆嫩脆易于伤损，肝既为元气萌芽之脏，而开破之若是，独不虑损伤元气之萌芽乎？《内经》曰："厥阴（肝经）不治，求之阳明（胃经）。"《金匮》曰："见肝之病，当先实脾"。故此方，惟少用桂枝、川芎以舒肝气，其余诸药，无非升脾降胃，培养中土，俾中宫气化敦厚，以听肝气之自理。实窃师《内经》求之阳明，与《金匮》当先实脾之奥旨耳。"见肝之病，当先实脾"二句，从来解

者，谓肝病当传脾，实之所以防其相传，如此解法固是，而实不知实脾，即所以理肝也。兼此二义，始能尽此二句之妙。

经典配伍：（1）黄芪、白术：为补脾正药，前载诸方多可见之。

（2）陈皮、厚朴：助胃之降，与桂枝、川芎配，一升一降。

（3）桂枝、川芎：二药配伍舒肝气，桂枝疏肝前方锡纯已详细讲述。

医案：一媪，年近六旬。资禀素弱，又兼家务劳心，遂致心中怔忡，肝气郁结，胸腹胀满，不能饮食，舌有黑苔，大便燥结，十数日一行。广延医者为治，半载无效，而羸弱支离，病势转增。后愚诊视，脉细如丝，微有弦意，幸至数如常，知犹可治。遂投以升降汤，为舌黑便结，加鲜地骨皮一两，数剂后，舌黑与便结渐愈，而地骨皮亦渐减。至十剂病愈强半，共服百剂，病愈而体转健康。

2. 培脾舒肝汤

培脾舒肝白术芪，柴桂芍朴麦陈皮
生姜发散肝脾融，木郁克土胸闷宜

主治：因肝气不舒、木郁克土，致脾胃之气不能升降，胸中满闷，常常短气。

组成： 於术三钱　生黄芪三钱　陈皮二钱　川厚朴二钱　桂枝尖钱半　柴胡钱半　生麦冬二钱　生杭芍四钱　生姜二钱

方解： 脾主升清，所以运津液上达。胃主降浊，所以运糟粕下行。白术、黄芪，为补脾胃之正药，同桂枝、柴胡，能助脾气之升，同陈皮、厚朴，能助胃气之降。清升浊降满闷自去，无事专理肝气，而肝气自理，况桂枝、柴胡与麦芽，又皆为舒肝之妙品乎。用芍药者，恐肝气上升，胆火亦随之上升，且以解黄芪、桂枝之热也。用生姜者，取其辛散温通，能浑融肝脾之气化于无间也。从来方书中，麦芽皆是炒熟用之，惟陈修园谓麦芽生用，能升发肝气，可谓特识。盖人之元气，根基于肾，萌芽于肝，培养于脾，积贮于胸中为大气以斡旋全身。麦芽为谷之萌芽，与肝同气相求，故能入肝经，以条达肝气，此自然之理，毋庸试验而可信其必然者也。然必生煮汁饮之，则气善升发，而后能遂其条达之用也。

经典配伍：（1）白术、黄芪：为补脾胃之正药。

（2）陈皮、厚朴：能助胃气之降。

（3）桂枝、柴胡、麦芽：为疏肝之品。麦芽一药锡纯认为其具生发之性，实兼消化之力。化学家生麦芽于理石（即石膏）上，凡麦芽根盘布之处，其石皆成微凹，则其尤善消化可知。故用麦芽生发肝气者，必与参芪诸药并用，而后有益无损。

3. 金铃泻肝汤

金铃泻肝乳没存，甘草莪术京三棱
病非寒凉因于热，专治胁下燉痛疼

主治： 胁下燉疼。

组成： 川楝子五钱，捣　生明乳香四钱　生明没药四钱
三棱三钱　莪术三钱　甘草一钱

方解： 刘河间有金铃子散（即楝子之核）与玄胡索等分，
为末服之，以治心腹胁下作疼，其病因由于热者甚效。诚
以金铃子能引心包之火及肝胆所寄之相火下行，又佐以玄
胡索以开通气血，故其疼自止也。而愚用其方，效者固多，
而间有不效者。后拟得此方，莫不随手奏效。盖金铃子佐
以玄胡索，虽能开气分之郁，而实不能化气。所谓化气者，
无事开破，能使气之郁者，融化于无形，方中之乳香、没
药是也。去玄胡索，加三棱、莪术者，因玄胡索性过猛
烈，且其开破之力，多趋下焦，不如三棱、莪术性较和
平，且善于理肝也。用甘草者，所以防金铃子有小毒也。
此方不但治胁疼甚效，凡心腹作疼，而非寒凉者，用之皆
甚效验。

4. 活络效灵汤

活络效灵气血凝，癥瘕心腹腿臂疼
当归丹参同乳没，经络瘀血此方擎

主治：气血凝滞，痃癖癥瘕，心腹疼痛，腿疼臂疼，内外疮疡，一切脏腑积聚，经络湮淤。

组成：当归五钱　丹参五钱　生明乳香五钱　生明没药五钱

煎服法：上药四味作汤服。若为散，一剂分作四次服，温酒送下。

加减：腿疼加牛膝。臂疼加连翘。妇女瘀血腹疼，加生桃仁（带皮尖，作散服，炒用）、生五灵脂。疮红肿属阳者，加金银花、知母、连翘。白硬属阴者，加肉桂、鹿角胶（若恐其伪可代以鹿角霜）。疮破后生肌不速者，加生黄芪、知母（但加黄芪恐失于热）、甘草。脏腑内痈，加三七（研细冲服）、牛蒡子。

方解：试述之，活络效灵丹之药物配伍是锡纯治疗此类病的常规思路，且此方为锡纯治疗气血郁滞肢体疼痛诸方的一基础方，以下数张方剂皆以此加减。以当归、丹参两药一温一凉，一气血同行，一专主血分，合而同用化已成瘀之血效捷。乳香、没药两药为锡纯常用活血行气之常用组合。

医案：此方原书附医案多则，此处仅选录两案于下。

（1）一人，年三十许。当脐忽结癥瘕，自下渐长而上，其初长时稍软，数日后即硬如石，旬日长至心口。向愚询方，自言凌晨冒寒，得于途间，时心中有惊恐忧虑，遂觉其气结而不散。按：此病因甚奇，然不外气血凝滞。为制此方，于流通气血之中，大具融化气血之力，连服十剂全消。以后用此方治内外疮疡，心腹四肢疼痛，凡病之由于气血凝滞者，恒多奇效。

（2）一妇人年五十许。脑后发一对口疮。询方于愚，时初拟出活络效灵丹方，即书而予之，连服十剂痊愈。

5. 活络祛寒汤

活络祛寒没乳香，归芪桂芍丹参姜
妇人多患四肢搐，证因经络被寒戕

主治：经络受寒，四肢发搐，妇女多有此证。

组成：生黄芪五钱　当归四钱　丹参四钱　桂枝尖二钱　生杭芍三钱　生明乳香四钱　生明没药四钱　生姜三钱

加减：寒甚者，加干姜三钱。

方解：证寒在经络，不在脏腑。经络多行于肌肉之间，故用黄芪之温补肌肉者为君，俾其形体壮旺，自能胜邪。又佐以温经络、通经络诸药品，不但能祛寒，且能散风，此所谓血活风自去也。风寒既去，血脉活泼，其搐焉有不止者乎?

6. 健运汤

　　健运汤用参芪冬，乳没知归棱术充
　　腿臂腰疼因气虚，补其元气自流通

　　主治：腿疼、臂疼因气虚者。亦治腰疼。

　　组成：生黄芪六钱　野台参三钱　当归三钱　寸麦冬三钱，带心　知母三钱　生明乳香三钱　生明没药三钱　莪术一钱　三棱一钱

　　加减：此方减麦冬、知母三分之一，合数剂为一剂，轧细炼蜜为丸，名健运丸，治同前证。

　　方解：从来治腿疼臂疼者，多责之风寒湿痹，或血瘀、气滞、痰涎凝滞。不知人身之气化壮旺流行，而周身痹者、瘀者、滞者，不治自愈，即偶有不愈，治之亦易为功也。愚临证体验以来，知元气素盛之人，得此病者极少。故凡遇腿疼、臂疼，历久调治不愈者，补其元气以流通之，数载沉，亦可随手奏效也。

7. 振中汤

　　振中汤用白术朴，陈皮当归加乳没
　　饮食减少腰腿痛，健运脾胃四肢活

主治： 腿疼、腰疼，饮食减少者。

组成： 于白术六钱，炒　当归身二钱　陈皮二钱　厚朴钱半　生明乳香钱半　生明没药钱半

方解： 土居中央，分主四季，人之脾胃属土，故亦旁主四肢。盖此方重用白术以健补脾胃，脾胃健则气化自能旁达。且白术主风寒湿痹，《本经》原有明文，又辅以通活气血之药，不惟风寒湿痹开，而气血之痹而作疼者，亦自开也。

医案：（1）一室女腿疼，几不能步，治以拙拟健运汤在前而愈。次年旧病复发，又兼腰疼，再服前方不效。诊其脉，右关甚濡弱，询其饮食减少，为制此汤，数剂，饮食加多，二十剂后，腰疼腿疼皆愈。

（2）一媪，年近七旬。陡然腿疼，不能行动，夜间疼不能寐。其家人迎愚调治，谓脉象有力，当是火郁作疼。及诊其脉，大而且弦，问其心中亦无热意。愚曰：此脉非有火之象，其大也，乃脾胃过虚，真气外泄也。其弦也，乃肝胆失和，木盛侮土也。治以振中汤，加人参、白芍、山萸肉（去净核）各数钱，补脾胃之虚，即以抑肝胆之盛，数剂而愈。

8. 曲直汤

曲直汤用萸知母，乳没当归丹参辅
肝虚腿疼左脉弱，仍需黄芪续断扶

主治：肝虚腿疼，左部脉微弱者。

组成：萸肉一两，去净核　知母六钱　生明乳香三钱　生明没药三钱　当归三钱　丹参三钱

加减：服药数剂后，左脉仍不起者，可加续断三钱，或更加生黄芪三钱，以助气分亦可。觉凉者，可减知母。

方解：脾虚可令人腿疼，前方已详其理，深于医学者大抵皆能知之。至肝虚可令人腿疼，方书罕言，即深于医学者，亦恒不知。故以萸肉补肝，山茱萸得木气最厚，酸收之中，大具开通之力，以木性喜条达故也。《本经》谓主寒湿痹，诸家本草，多谓其能通利九窍，其性不但补肝，而兼能利通气血可知，若但视为收涩之品，则浅之乎视山茱萸矣。特是其核与肉之性相反，用者须加审慎，千万将核去净。以知母泻热，更以当归、乳香诸流通血气之药佐之，乳香、没药不但流通经络之气血，诸凡脏腑中有气血凝滞，二药皆能流通之。医者但知其善入经络，用之以消疮疡，或外敷疮疡，而不知用之以调脏腑之气血，斯岂知乳香、没药者哉。

医案：曾治一人，年三十许，当大怒之后，渐觉腿疼，日甚一日，两月后，卧床不能转侧。医者因其得之恼怒之余，皆用疏肝理气之药，病转加剧。后愚诊视，其左脉甚微弱，自言凡疼甚之处皆热。因恍悟《内经》谓"过怒则伤肝"，所谓伤肝者，乃伤肝经之气血，非必郁肝经之气血也。气血伤，则虚弱随之，故其脉象如斯也。其所以腿疼且觉热者，因肝主疏泄，中藏相火，相火生于命

门，寄于肝胆，肝虚不能疏泄，相火即不能逍遥流行于周身，以致郁于经络之间，与气血凝滞，而作热作疼，所以热剧之处疼亦剧也。为制此汤，连服十剂，热愈疼止步履如常。

热性关节肿疼用阿司匹林法

热性关节疼而肿，阿司匹林功效宏
石膏煮汤连服下，解热镇痛中西融

西人治关节急性（热也）偻麻质斯（肿疼）习用阿司匹林，而愚对于此证，亦喜用之，更以中药驾驭之，则其效愈显。

奉天陆军参谋长赵海珊之侄，年六岁，脑后生疮，漫肿作疼，继而头面皆肿，若赤游丹毒，继而作抽掣，日甚一日，浸至周身僵直，其目不能合，亦不能瞬，气息若断若续，呻吟全无。其家人，亦以为无药可治，待时而已。阅两昼夜，形状如旧，时灌以勺水，似犹知下咽，因转念或犹可治。而彼处医者，又皆从前延请，而屡次服药无效者也。其祖父素信愚，因其向患下部及两腿皆肿，曾为治愈。其父受瘟病甚险，亦舁至院中治愈，遂亦舁之来院，求为诊治。其脉洪数而实，肌肤发热。知其夹杂疹病，阳明腑证已实，势虽垂危，犹可挽回也。遂用生石膏细末四两，以蒸汽水煮汤四茶杯，徐徐温灌之，周十二时剂尽，脉见和缓，微能作声。又用阿司匹林瓦半，仍以汽水所煎石膏汤，分五次送下，限一日夜服完。服至末二次，皆周身微见汗，其精神稍明了，肢体能微动。从前七八日不食，且不大便，至此可少进食，大便亦通下矣。自此用生山药细末二三钱，煮作茶汤，调以白蔗糖，送服阿司匹林三分瓦之一，日两次，若见有热，又间饮汽水所煮石膏汤。又用蜂蜜调黄连末，少加薄荷冰，敷其头面肿处，生肌散敷其疮破处。如此调养数日，病势皆减退，可以能言。其左边手足，仍不能动，试略为屈伸，则疼不能忍。细验之，关节处皆微肿，按之亦觉疼，知其关节之间，因热生炎也。遂又用鲜茅根煎浓汤（无鲜茅根，药房中干者亦可用），调以白蔗糖，送服阿司匹林半瓦，日两次。俾服药后，周身微似有汗，亦间有不出汗之时，俾关节中之炎热，徐徐随发表之药透出。又佐以健补脾胃之药，俾其多进饮食。如此旬余，左手足皆能运动，关节处皆能屈伸。以后饮食复常，停药勿服，静养半月，行动如常矣。此证，共用生石膏三斤、阿司匹林三十瓦，始能完全治愈。愚用阿司匹林治急性关节肿疼者已多次，为此证最险，故详记之。

治伤寒方

1. 麻黄加知母汤

> 麻桂杏草加知母，汗出不解热未除
> 佐用知母兼清热，经方加减增用途

主治：伤寒无汗。

组成：麻黄四钱　桂枝尖二钱　甘草一钱　杏仁二钱，去皮炒　知母三钱

煎服法：先煮麻黄五六沸，去上沫，纳诸药，煮取一茶盅。温服复被，取微似汗，不须啜粥，余如桂枝法将息。

方解：《伤寒论》太阳篇中麻黄汤，原在桂枝汤后，而麻黄证多，桂枝证不过十中之一二，且病名伤寒，麻黄汤为治伤寒初得之主方，故先录之。伤寒者，伤于寒水之气也。在天有寒水之气，冬令之严寒是也；在人有寒水之经，足太阳膀胱之经是也。外感之来，以类相从，故伤寒之证，先自背受之。背者足太阳所辖之部位也。是以其证初得，周身虽皆恶寒，而背之恶寒尤甚；周身虽皆觉疼，而背下连腿之疼痛尤甚。其脉阴阳俱紧者，诚以太阳为周身外卫之阳，陡为风寒所袭，逼其阳气内陷，与脉相并，其脉当有力，而作起伏迭涌之势；而寒气之缩力（凡物之体，热则

涨，寒则缩），又将外卫之气缩紧，逼压脉道，使不得起伏成波澜，而惟现弦直有力之象，甚或因不能起伏，而至左右弹动。故方中用麻黄之性热中空者，直走太阳之经，外达皮毛，借汗解以祛外感之寒；桂枝之辛温微甘者，偕同甘草以温肌肉，实腠理，助麻黄托寒外出。麻黄汤原方，桂枝下有去皮二字，非去枝上之皮也。古人用桂枝，惟取梢尖嫩枝折视之，内外如一，皮骨不分。若见有皮骨可分辨者，去之不用，故曰去皮。杏仁之苦降者，入胸中以降逆定喘。原方止此四味，而愚为加知母者，诚以服此汤后，间有汗出不解者，非因汗出未透，实因余热未清也，佐以知母，于发表之中兼寓清热之意，自无汗后不解之虞。此乃屡经试验而确知其然，非敢于经方轻为加减也。

2. 加味桂枝代粥汤

加味桂枝代粥汤，防芪知芍草枣姜
大气虚损外邪乘，恒治伤风有汗方

主治：伤寒有汗。

组成：桂枝尖三钱　生杭芍三钱　甘草钱半　生姜三钱　大枣三枚，瓣开　生黄芪三钱　知母三钱　防风二钱

煎服法：煎汤一茶盅，温服复被，令一时许，遍身微似有汗者益佳。不可如水流漓，病必不除。禁生冷、黏滑、

肉面、五辛、酒酪及臭恶等物。

方解：桂枝汤为治伤风有汗之方。释者谓风伤营则有汗，又或谓营分虚损即与外邪相感召。斯说也，愚尝疑之。人之营卫，皆为周身之外廓。卫譬则郭也，营譬则城也。有卫以为营之外围，外感之邪，何能越卫而伤营乎？盖人之胸中大气，息息与卫气相关，大气充满于胸中，则饶有吸力，将卫气吸紧，以密护于周身，捍御外感，使不得着体，即或着体，亦止中于卫，而不中于营，此理固显然也。有时胸中大气虚损，不能吸摄卫气，卫气散漫，不能捍御外邪，则外邪之来，直可透卫而入营矣。且愚临证实验以来，凡胸中大气虚损，或更下陷者，其人恒大汗淋漓，拙拟升陷汤，载有数案，可参观也。是知凡桂枝汤证，皆因大气虚损，其汗先有外越之机，而外邪之来，又乘卫气之虚，直透营分，扰其营中津液，外泄而为汗也。究之，风寒原不相离，即系伤风，其中原挟有寒气，若但中于卫则亦能闭汗矣。故所用桂枝汤中，不但以祛风为务，而兼有散寒之功也。

陈古愚曰："桂枝辛温，阳也。芍药苦平，阴也。桂枝又得生姜之辛，同气相求，可恃之调周身之阳气。芍药而得大枣、甘草之甘苦化合，可恃之以滋周身之阴液。既取大补阴阳之品，养其汗源，为胜邪之本，又啜粥以助之，取水谷之津以为汗，汗后毫不受伤，所谓立身于不败之地，以图万全也。"按：此解甚超妙，而于啜粥之精义，犹欠发挥。如谓取水谷之津，以为汗，而人无伤损，他发汗药何以皆不啜粥？盖桂枝汤所主之证，乃外感兼虚之证，所虚者何，胸中大气是也。《内经》曰："谷始入于胃，其精微者，先出于胃之两焦，以溉五脏，而其大气之抟而不行者，积于胸中，命曰气海。"由斯观之，大气虽本于先天，实赖后天水谷之气培养而成。桂枝汤证，既因大气虚损，致卫气漫散，邪得越卫而侵营，故于服药之后，即啜热粥，能补助胸中大气以胜邪，兼能宣通姜、桂以逐邪，此诚战则必胜之良方也。乃后世医者，忽不加察，虽用其方，多不啜粥，致令服后无效，病转深陷。故王清任《医林改错》深诋桂枝汤无用。非无用也，不啜粥故也。是以愚用此方时，加黄芪升补大气，以代粥补益之力，防风宣通营卫，以代粥发表之力，服后啜粥固佳，即不啜粥，亦可奏效。而又恐黄芪温补之性，服后易至生热，故又加知母以预为之防也。

3. 从龙汤

从龙汤用龙牡芍，半夏苏子牛蒡熬
小青龙后病未瘥，外感咳喘此方调

主治：外感痰喘，服小青龙汤，病未痊愈，或愈而复发者，继服此汤。

组成：龙骨一两，不用捣　牡蛎一两，不用捣　生杭芍五钱　清半夏四钱　苏子四钱，炒捣　牛蒡子三钱，炒捣

加减：热者，酌加生石膏数钱或至一两。

　　方解： 名曰从龙汤者，为其最宜用于小青龙汤后也。或疑方中重用龙骨、牡蛎，收涩太过，以治外感之证，虽当发表之余，仍恐余邪未尽，被此收涩之药固闭于中，纵一时强制不喘，恐病根益深，异日更有意外之变。答曰：若是以品龙骨、牡蛎，浅之乎视龙骨、牡蛎者也，斯可征之以前哲之说。陈修园曰：痰水也，随火而上升。龙属阳而潜于海，能引逆上之火、泛滥之水，下归其宅。若与牡蛎同用，为治痰之神品。今人止知其性涩以收脱，何其浅也。徐灵胎曰：龙得天地纯阳之气以生。藏时多，见时少，其性虽动而能静。故其骨最黏涩，能收敛正气，凡心神耗散，肠胃滑脱之疾，皆能已之。又曰：阳之纯者，乃天地之正气。故在人亦但敛正气，而不敛邪气。所以仲景于伤寒邪气未尽者，亦恒与牡蛎同用，后之医者，于此义盖未之审也。又曰：人身之神属阳，然非若气血之有形质，可补泻也，故治神为最难。龙者秉天地之元阳出入，而变化不测，乃天地之神也，以神治神，则气类相感，更佐以寒热温凉补泻之法，虽无形之病，不难治矣。又曰：天地之阳气有二，一为元阳之阳，一为阴阳之阳。阴阳之阳，分于太极既判之时，以日月为升降，而水火则其用也；与阴为对待，而不并于阴，此天地并立之义也。元阳之阳，存于太极未判之时，以寒暑为起伏，而雷雨则其用也；与阴为附丽，而不杂于阴，此天包地之义也。龙者正天地元阳之气所在，藏于水而不离乎水者也。故春分阳气上并泉冷，龙用事而能飞。秋分阳气下并泉温，龙退蛰而能潜。人身五脏属阴，而肾尤为阴中之至阴，故人之元阳藏焉，是肾为藏水之脏，而亦为藏火之脏也。所以阴分之火，动而不藏者亦用龙骨，盖借其气以藏之，必能自还其宅也。此论与前论皆妙甚，果能细参其理，则无疑于拙拟之从龙汤矣。

医案：邑郑仁村，年五十许。感冒风寒，痰喘甚剧，服表散、清火、理痰之药皆不效，留连二十余日，渐近垂危。其甥刘振绪，愚外祖家近族表弟也，年十四，从愚读书，甚慧。与言医学，颇能记忆。闻其舅病革，往省之，既至，则衣冠竟属纩矣。振绪用葶苈（四钱生者布包）大枣（五枚劈开）汤，加五味子二钱，煎汤灌之，豁然顿醒，继服从龙汤一剂痊愈。盖此证乃顽痰郁塞肺之窍络，非葶苈大枣汤，不能泻之。且喘久则元气必虚，加五味子二钱，以收敛元气，并可借葶苈下行之力，以纳气归肾也。以十四岁童子，而能如此调方，岂非有神助欤？为其事特异，故附记于此。且以知拙拟从龙汤，固宜于小青龙汤后，而服过发表之药者，临时制宜，皆可酌而用之，不必尽在小青龙汤后也。

🔥 按：从来愚治外感痰喘，遵《伤寒论》小青龙汤加减法，去麻黄加杏仁，热者更加生石膏，莫不随手而愈。然间有愈而复发，再服原方不效者，自拟得此汤后，凡遇此等证，服小青龙汤一两剂即愈者，继服从龙汤一剂，必不再发。未痊愈者，服从龙汤一剂或两剂，必然痊愈。

4. 馏水石膏饮

馏水石膏甘草麻，胸中烦闷喘息压
原有蕴热复外感，蒸汽水煎效力佳

主治： 胸中先有蕴热，又受外感，胸中烦闷异常，喘息迫促，其脉浮洪有力，按之未实，舌苔白而未黄者。

组成： 生石膏二两，轧细　甘草三钱　麻黄二钱

煎服法： 上药三味，用蒸汽水煎两三沸，取清汤一大碗，分六次温服下。前三次，一点钟服一次，后三次，一点半钟服一次。病愈则停服，不必尽剂。下焦觉凉者，亦宜停服。僻处若无汽水，可用甘澜水代之。

作甘澜水法： 用大盆盛水，以勺扬之，扬久水面起有若干水泡，旁有人执杓逐取之，即甘澜水。

加减： 若以治温病中，似此证者，不宜用麻黄。宜用西药阿司匹林一瓦，溶化于汤中以代之。若僻处药局无阿司匹林，又可代以薄荷叶二钱。

经典配伍： 石膏、麻黄：一寒一温，相制相成。二药合用之剂量比例尤为关键，此方石膏十倍于麻黄，主清蕴热微以发散。

医案： 奉天钱姓妇于仲冬得伤寒证，四五日间，喘不能卧，胸中烦闷异常，频频呼唤，欲自开其胸。诊其脉浮

洪而长，重按未实，舌苔白厚。知其证虽入阳明，而太阳犹未罢也(胸中属太阳)。此时欲以小青龙汤治喘，则失于热。欲以白虎汤治其烦热，又遗却太阳之病，而喘不能愈。踌躇再三，为拟此方，取汽水轻浮之力，能引石膏上升，以解胸中之烦热。甘草甘缓之性，能逗留石膏不使下趋，以专其上行之力。又少佐以麻黄解散太阳之余邪，兼借以泻肺定喘，而胸中满闷可除也。汤成后，俾徐徐分六次服之。因病在上焦，若顿服，恐药力下趋，则药过病所，而病转不愈也。服至三次，胸间微汗，病顿见愈，服至尽剂，病愈十之八九。再诊其脉，关前犹似浮洪，喘息已平，而从前兼有咳嗽未愈，继用玄参一两，杏仁(去皮)二钱，蒌仁、牛蒡子各三钱，两剂痊愈。

5. 通变大柴胡汤

通变大柴胡大黄，薄荷知母四味尝
伤寒防风易薄荷，表存里实可消详

主治：伤寒温病，表证未罢，大便已实者。
组成：柴胡三钱　薄荷三钱　知母四钱　大黄四钱
加减：此方若治伤寒，以防风易薄荷。

方解：《伤寒论》大柴胡汤，治少阳经与阳明腑同病之方也。故方中用柴胡以解在经之邪，大黄以下阳明在腑之热，方中以此二药为主，其余诸药，可加可减，不过参赞以成功也。然其方宜于伤寒，而以治温病与表证不在少阳者，又必稍为通变，而后所投皆宜也。其表果系少阳证，固宜用柴胡矣。若非少阳证，既加薄荷、防风以散表邪，何须再用柴胡乎？凡表证未罢，遽用降药下之，恒出两种病证：一为表邪乘虚入里，《伤寒论》所载，下后胸满心下痞硬，下后结胸者是也；一为表邪乘虚入里且下陷，《伤寒论》所谓下之利不止者是也。此方中用防风、薄荷以散之，所以防邪之内陷，用柴胡以升之，所以防邪之下陷也。

医案： 一人，年二十余。伤寒六七日，头疼恶寒，心中发热，咳吐黏涎。至暮尤寒热交作，兼眩晕，心中之热亦甚。其脉浮弦，重按有力，大便五日未行。投以此汤，加生石膏六钱、芒硝四钱，下大便二次。上半身微见汗，诸病皆见轻。惟心中犹觉发热，脉象不若从前之浮弦，而重按仍有力。拟投以白虎加人参汤，恐当下后，易作滑泻，遂以生山药代粳米，连服两剂痊愈。

6.加味越婢加半夏汤

加味越婢加夏汤，麻膏姜枣草麦襄
牛蒡玄参生山药，外感结痰劳嗽康

主治： 素患劳嗽，因外感袭肺，而劳嗽益甚，或兼喘逆，痰涎壅滞者。

组成：麻黄二钱　石膏三钱，煅捣　生山药五钱　寸麦冬四钱，带心　清半夏三钱　牛蒡子三钱，炒捣　玄参三钱　甘草一钱五分　大枣三枚，擘开　生姜三片

方解：《伤寒论》有桂枝二越婢一汤，治太阳病发热恶寒，热多寒少。《金匮》有越婢汤，治受风水肿。有越婢加半夏汤，治外感袭肺，致肺中痰火壅滞，胀而作喘。今因其人素患劳嗽，外感之邪与肺中蕴蓄之痰，互相胶漆，壅滞肺窍而劳嗽益甚。故用越婢加半夏汤，以祛外袭之邪，而复加山药、玄参、麦冬，牛蒡子，以治其劳嗽。此内伤外感兼治之方也。子尝谓石膏宜生用，不宜煅用。以石膏寒凉之中，原兼辛散，煅之则辛散之力，变为收敛，服之转可增病。乃他方中，石膏皆用生者，而此独用煅者何也？此方所主之病，外感甚轻，原无大热。方中用麻黄以祛肺邪，嫌其性热，故少加石膏佐之。且更取煅者，收敛之力，能将肺中痰涎凝结成块，易于吐出。此理从用煅石膏点豆腐者悟出，试之果甚效验。后遇此等证，无论痰涎如何壅盛、如何堵塞，投以此汤，须臾，药力行后，莫不将痰涎结成小块，连连吐出，此皆煅石膏与麻黄并用之效也。若以治寒温大热，则断不可煅。若更多用，则更不可煅也（煅石膏用于此方，且止三钱，自无妨碍。然愚后来志愿，欲全国药房，皆不备煅石膏，后有用此方者，若改用生石膏四钱更佳）。

医案：一叟，年近七旬。素有劳嗽，初冬宿病发动，又兼受外感，痰涎壅滞胸间，几不能息。剧时昏不知人，身躯后挺。诊其脉，浮数无力。为制此汤，一剂气息通顺，

将麻黄、石膏减半，又服数剂而愈。

治温病方

1. 清解汤

清解凉解薄荷叶，蝉蜕石膏甘草携
温病初得头身痛，经方化裁出新学

主治: 温病初得，头疼，周身骨节酸疼，肌肤壮热，背微恶寒无汗，脉浮滑者。

组成: 薄荷叶四钱　蝉蜕三钱, 去足土　生石膏六钱, 捣细　甘草一钱五分

方解:《伤寒论》曰:"太阳病，发热而渴，不恶寒者，为温病。若发汗已，身灼热者，名曰风温。风温为病，脉阴阳俱浮，自汗出，身重，多眠睡，息必鼾，言语难出。"此仲景论温病之提纲也。乃提纲详矣，而后未明言治温病之方。及反复详细观之，乃知《伤寒论》中原有治温病方，且亦明言治温病方，特涉猎观之不知耳。六十一节云:"发汗后，不可更行桂枝汤。汗出而喘，无大热者，可与麻黄杏仁甘草石膏汤主之。"夫此证既汗后不解，必是用辛热之药，发不恶寒证之汗，即温病提纲中，所谓若发汗已也(提纲中所谓若发汗，是用辛热之药强发温病之汗)。其汗出而喘，无

大热者，即温病提纲中，所谓若发汗已，身灼热及后所谓
自汗出，多眠睡，息必鼾也。睡而息鼾，醒则喘矣。此证
既用辛热之药，误发于前，仲景恐医者见其自汗，再误认
为桂枝汤证，故特戒之曰：不可更行桂枝汤，而宜治以麻
杏甘石汤。此节与温病提纲遥遥相应，合读之则了如指掌。
然麻杏甘石汤，诚为治温病初得之的方矣。而愚于发表药
中不用麻黄，而用薄荷、蝉蜕。方中薄荷叶，宜用其嫩绿
者。至其梗，宜用于理气药中，若以之发汗，则力减半矣。
若其色不绿而苍，则其力尤减。若果嫩绿之叶，方中用三
钱即可。薄荷气味近于冰片，最善透窍。其力内至脏腑筋
骨，外至腠理皮毛，皆能透达，故能治温病中之筋骨作疼
者。若谓其气质清轻，但能发皮肤之汗，则浅之乎视薄荷
矣。蝉蜕去足者，去其前之两大足也。此足甚刚硬，有开
破之力。若用之退目翳消疮疡，带此足更佳。若用之发汗，
则宜去之，盖不欲其于发表中，寓开破之力也。蝉蜕性微
凉、味淡，原非辛散之品，而能发汗者，因其以皮达皮也。
此乃发汗中之妙药，有身弱不任发表者，用之最佳。且温
病恒有兼瘾疹者，蝉蜕尤善托瘾疹外出也。石膏性微寒，
《本经》原有明文。虽系石药，实为平和之品。且其质甚
重，六钱不过一大撮耳。其凉力，不过与知母三钱等。而
其清火之力则倍之，因其凉而能散也。尝观后世治温之方，
至阳明腑实之时，始敢用石膏五六钱，岂能知石膏者哉！
然必须生用方妥，煅者用至一两，即足偾事。又此方所主
之证，或兼背微恶寒，乃热郁于中，不能外达之征，非真

恶寒也。白虎汤证中，亦恒有如此者，用石膏透达其热，则不恶寒矣。外感中于太阳则恶寒，中于阳明则不恶寒而发热。时至春夏，气候温热，故外感之来，不与寒水相感召，而与燥金相感召，直从身前阳明经络袭入，而为温病。后世论温病者，多是此说。而《伤寒论》温病提纲，冠之以太阳病者何也？温病初得，亦多在太阳，特其转阳明甚速耳。

经典配伍：薄荷、蝉蜕：锡纯认为薄荷能内透筋骨，外达肌表，宣通脏腑，贯穿经络，能透发凉汗，为温病宜汗解者之要药；蝉蜕善解外感风热，为温病初得之要药。其二者善解阳明经无汗之温热。

医案：曾治一人，年二十余。当仲夏夜寝，因夜凉，盖单衾冻醒，发懒，仍如此睡去。须臾又冻醒，晨起微觉恶寒。至巳时已觉表里大热，兼喘促，脉洪长而浮。投以清解汤，方中生石膏，改用两半，又加牛蒡子（炒捣）三钱，服后得汗而愈。由斯观之，其初非中于太阳乎，然不专在太阳也。人之所以觉凉者，由于衣衾之薄。其气候究非寒凉，故其中于人不专在太阳，而兼在阳明。且当其时，人多蕴内热，是以转阳明甚速也，然此所论者风温耳。若至冬受春发，或夏发之温，恒有与太阳无涉者。故《伤寒论》温病提纲中，特别之曰：风温之为病，明其异于"冬伤于寒，春必病温"之温病也。又杏仁与牛蒡子，皆能降肺定喘，而杏仁性温、牛蒡子性凉。伤寒喘证，皆用杏仁，而温病不宜用温药，故以牛蒡子代之。

2. 凉解汤

见清解汤。

主治： 温病，表里俱觉发热，脉洪而兼浮者。

组成： 薄荷叶三钱　蝉蜕二钱，去足土　生石膏一两，捣细　甘草一钱五分

方解： 春温之证，多有一发而表里俱热者，至暑温尤甚，已详论之于前矣。而风温证，两三日间，亦多见有此证脉者。此汤皆能治之，得汗即愈。西人治外感，习用阿司匹林法。用阿司匹林一瓦，和乳糖（可代以白蔗糖）服之，得汗即愈。愚屡次试之，其发汗之力甚猛，外感可汗解者，用之发汗可愈。若此凉解汤，与前清解汤，皆可以此药代之，以其凉而能散也。若后之寒解汤，即不可以此药代之，盖其发汗之力有余，而清热之力仍有不足也。

3. 寒解汤

寒解汤中用连翘，蝉蜕知母生石膏
周身壮热作口渴，脉证相和效力超
和解草芍去知母，宣解滑石易石膏
滋阴宣解加山药，太阳阳明燥渴消
外表已解蝉翘去，方用滋阴清燥疗

主治：周身壮热，心中热而且渴，舌上苔白欲黄，其脉洪滑。或头犹觉疼，周身犹有拘束之意者。

组成：生石膏一两，捣细　知母八钱　连翘一钱五分　蝉蜕一钱五分，去足土

方解：此汤为发表之剂，而重用石膏、知母，微用连翘、蝉蜕，何以能得汗？用此方者，特恐其诊脉不真，审证不确耳。果如方下所注脉证，服之复杯可汗，勿庸虑此方之不效也。盖脉洪滑而渴，阳明腑热已实，原是白虎汤证。特因头或微疼，外表犹似拘束，是犹有一分太阳流连未去。故方中重用石膏、知母以清胃腑之热；而复少用连翘、蝉蜕之善达表者，引胃中化而欲散之热，仍还太阳作汗而解。斯乃调剂阴阳，听其自汗，非强发其汗也。况石膏性凉（《本经》谓其微寒即凉也）味微辛，有实热者，单服之即能汗乎。

经典配伍：连翘、蝉蜕：二药相伍，升浮宣散，达皮走表，微发其汗。

医案：一人，年四十余。为风寒所束不得汗，胸中烦热，又兼喘促。医者治以苏子降气汤，兼散风清火之品，数剂病益进。诊其脉，洪滑而浮，投以寒解汤，须臾上半身即出汗。又须臾，觉药力下行，至下焦及腿亦皆出汗，病若失。

4. 石膏阿司匹林汤

石膏阿司匹林汤，冲水溶化白蔗糖
先服西药后石膏，寒解凉解可代偿

主治：同寒解汤。

组成：生石膏二两，轧细　阿司匹林一瓦

煎服法：上药二味，先用白蔗糖冲水，送服阿司匹林。再将石膏煎汤一大碗，待周身正出汗时，乘热将石膏汤饮下三分之二，以助阿司匹林发表之力。迨至汗出之后，过两三点钟，犹觉有余热者，可仍将所余石膏汤温饮下。若药服完，热犹未尽者，可但用生石膏煎汤，或少加粳米煎汤，徐徐温饮之，以热全退净为度，不用再服阿司匹林也。

方解：阿司匹林，前曾再三论之矣。然此药有优劣，其结晶坚实，粒粒若针尖形者，服一瓦必能出汗。若无甚结晶，多半似白粉末者，其发表之力稍弱，必服至一瓦强，或至一瓦半，方能出汗。用者宜视其药之优劣，而斟酌适宜方好。此汤不但可以代寒解汤，并可以代凉解汤。若以代凉解汤时，石膏宜减半。

5. 和解汤

见寒解汤。

主治： 温病表里俱热，时有汗出，舌苔白，脉浮滑者。

组成： 连翘五钱　蝉蜕二钱，去足土　生石膏六钱，捣细　生杭芍五钱　甘草一钱

加减： 若脉浮滑，而兼有洪象者，生石膏当用一两。

6. 宣解汤

见寒解汤。

主治： 感冒久在太阳，致热蓄膀胱，小便赤涩。或因小便秘，而大便滑泻。兼治湿温初得，憎寒壮热，舌苔灰色滑腻者。

组成： 滑石一两　甘草二钱　连翘三钱　蝉蜕三钱，去足土　生杭芍四钱

加减： 若滑泻者，甘草须加倍。

医案： 一叟，年六十五，得风温证。六七日间，周身悉肿，肾囊肿大似西瓜，屡次服药无效。旬日之外，求为诊视。脉洪滑微浮，心中热渴，小便涩热，痰涎上泛，微兼喘息，舌苔白厚。投以此汤，加生石膏一两，周身微

汗，小便通利，肿消其半，犹觉热渴。遂将方中生石膏加倍，服后又得微汗，肿遂尽消，诸病皆愈。按：此乃风温之热，由太阳经入于膀胱之腑，阻塞水道，而阳明胃腑亦将实也。由是观之，彼谓温病入手经、不入足经者，何其谬哉！

7. 滋阴宣解汤

见寒解汤。

主治：温病，太阳未解，渐入阳明。其人胃阴素亏，阳明腑证未实，已燥渴多饮，饮水过多，不能运化，遂成滑泻，而燥渴益甚。或喘，或自汗，或小便秘。温疹中多有类此证者，尤属危险之候，用此汤亦宜。

组成：滑石一两　甘草三钱　连翘三钱　蝉蜕三钱，去足土　生杭芍四钱　生山药一两

其方即宣解汤加生山药一两，甘草改用三钱。

方解：此乃胃腑与膀胱同热，又兼虚热之证也。滑石性近石膏，能清胃腑之热，淡渗利窍，能清膀胱之热，同甘草生天一之水，又能清阴虚之热，一药而三善备，故以之为君。而重用山药之大滋真阴，大固元气者，以为之佐使。且山药生用，则汁浆稠黏，同甘草之甘缓者，能逗留滑石于胃中，使之由胃输脾，由脾达肺，水精四布。循三焦而下通膀胱，则烦热除，小便利，而滑泻止矣。又兼用

连翘、蝉蜕之善达表者，以解未罢之太阳，使膀胱蓄热，不为外感所束，则热更易于消散。且蝉之性，饮而不食，有小便无大便，故其蜕，又能利小便，而止大便也。愚自临证以来，遇此等证，不知凡几。医者率多束手，而投以此汤，无不愈者。若用于温疹，兼此证者，尤为妥善，以连翘、蝉蜕，实又表散温疹之妙药也。服滋阴宣解汤，皆不能出大汗，且不宜出大汗，为其阴分虚也。间有不出汗者，病亦可愈。

医案：（1）一媪，年近七旬，素患漫肿。为调治月余，肿虽就愈，而身体未复。忽于季春得温病，上焦烦热，病家自剖鲜地骨皮，煮汁饮之稍愈，又饮数次，遂滑泻不止，而烦热益甚。其脉浮滑而数，重诊无力。病家因病者年高，又素有疾病，加以上焦烦热，下焦滑泻，惴惴惟恐不愈，而愚毅然以为可治。投以滋阴宣解汤，一剂泻止，烦热亦觉轻。继用拙拟白虎加人参以山药代粳米汤，煎汁一大碗，一次只温饮一大口，防其再滑泻也。尽剂而愈。

（2）一室女，感冒风热，遍身瘾疹，烦渴滑泻，又兼喘促。其脉浮数无力。愚踌躇再四，亦投以滋阴宣解汤，两剂诸病皆愈。

8. 滋阴清燥汤

见寒解汤。

主治：同前证。外表已解，其人或不滑泻，或兼喘息，或兼咳嗽，频吐痰涎，确有外感实热，而脉象甚虚数者。若前证，服滋阴宣解汤后，犹有余热者，亦可继服此汤。

组成：滑石一两　甘草三钱　生杭芍四钱　生山药一两

其方即滋阴宣解汤去连翘、蝉蜕。

医案：一妇人，受妊五月，偶得伤寒。三四日间，胎忽滑下。上焦燥渴，喘而且呻，痰涎壅盛，频频咳吐。延医服药，病未去，而转添滑泻，昼夜十余次。医者辞不治，且谓危在旦夕。其家人惶恐，迎愚诊视。其脉似洪滑，重诊指下豁然，两尺尤甚。本拟治以滋阴清燥汤，为小产才四五日，不敢遽用寒凉。遂先用生山药二两、酸石榴一个，连皮捣烂，同煎汁一大碗，分三次温饮下。滑泻见愈，他病如故。再诊其脉，洪滑之力较实，因思此证虽虚，确有外感实热，若不先解其实热，他病何以得愈？时届晚三点钟，病人自言，每日此时潮热，又言精神困倦已极，昼夜苦不得睡。遂于斯日，复投以滋阴清燥汤。方中生山药重用两半，煎汁一大碗，徐徐温饮下，一次只饮药一口，诚以产后，脉象又虚，不欲寒凉侵下焦也。斯夜遂得安睡，渴与滑泻皆愈，喘与咳亦愈其半。又将山药、滑石各减五钱，加龙骨、牡蛎各八钱，一剂而愈。

9. 滋阴固下汤

滋阴固下地芍山，野参滑石甘草掺
酸石榴煎入诸药，渴泻未愈此方担

主治： 前证服药后，外感之火已消，而渴与泻仍未痊愈。或因服开破之药伤其气分，致滑泻不止。其人或兼喘逆，或兼咳嗽，或自汗，或心中怔忡者，皆宜急服此汤。

组成： 生山药两半　怀熟地两半　野台参八钱　滑石五钱　生杭芍五钱　甘草二钱　酸石榴一个，连皮捣烂

煎服法： 上药七味，用水五盅，先煎酸石榴十余沸，去滓再入诸药，煎汤两盅，分二次温饮下。

加减： 若无酸石榴，可用牡蛎（煅研）一两代之。汗多者，加山萸肉（去净核）六钱。

方解： 寒温诸证，最忌误用破气之药。若心下或胸胁疼痛，加乳香、没药、楝子、丹参诸药，腹疼者加芍药，皆可止疼。若因表不解，束其郁热作疼者，解表清热，其疼自止。若误服槟榔、青皮、郁金、枳壳诸破气之品，损其胸中大气，则风寒乘虚内陷，变成结胸者多矣。即使传经已深，而肠胃未至大实，可降下者，则开破与寒凉并用，亦易使大便滑泻，致变证百出。愚屡见此等医者误人，心甚恻怛。故与服破气药而结胸者，制荡胸汤以救其误。服破气药而滑泻者，制此汤以救其误。究之，误之轻者可救，

误之重者实难挽回于垂危之际也。

10. 犹龙汤

犹龙汤用连翘蝉，石膏牛蒡四味攒

大青龙以此方代，胸中蕴热感外寒

主治： 胸中素蕴实热，又受外感。内热为外感所束，不能发泄。时觉烦躁，或喘，或胸胁疼，其脉洪滑而长者。

组成： 连翘一两　生石膏六钱，捣细　蝉蜕二钱，去足土　牛蒡子二钱，炒捣

加减： 喘者，倍牛蒡子。胸中疼者加丹参、没药各三钱。胁下疼者，加柴胡、川楝子各三钱。

方解： 此方所主之证，即《伤寒论》大青龙汤所主之证也。然大青龙汤宜于伤寒，此则宜于温病。至伤寒之病，其胸中烦躁过甚者，亦可用之以代大青龙，故曰犹龙也。此方用连翘发汗，必色青者方有力。盖此物嫩则青，老则黄。凡物之嫩者，多具生发之气，故凡发汗所用之连翘，必须青连翘。连翘原非发汗之药，即诸家本草，亦未有谓其能发汗者。惟其人蕴有内热，用至一两必然出汗，且其发汗之力缓而长。为其力之缓也，不至为汪洋之大汗，为其力之长也，晚睡时服之，可使通夜微觉解肌。且能舒肝气之郁，泻肺气之实，若但目为疮家要药，犹未识连翘者也。用连翘发汗，必色青者方有力。盖此物嫩则青，老则

黄。凡物之嫩者，多具生发之气，故凡发汗所用之连翘，必须青连翘。

医案：一妇，年三十余。胸疼连胁，心中发热。服开胸、理气、清火之药不效。后愚诊视，其脉浮洪而长。知其上焦先有郁热，又为风寒所束，则风寒与郁热相搏而作疼也。治以此汤，加没药、川楝子各四钱，一剂得汗而愈。

治伤寒温病同用方

1. 仙露汤

> 仙露汤治阳明经，兼治腑病取轻清
> 石膏玄参粳米翘，表里俱热服之宁

主治：寒温阳明证，表里俱热，心中热，嗜凉水，而不至燥渴。脉象洪滑，而不至甚实。舌苔白厚，或白而微黄，或有时背微恶寒者。

组成：生石膏三两，捣细　玄参一两　连翘三钱　粳米五钱

煎服法：上四味，用水五盅，煎至米熟，其汤即成。约可得清汁三盅，先温服一盅。若服完一剂，病犹在者，可仍煎一剂，服之如前。使药力昼夜相继，以病愈为度。然每次临服药，必详细问询病人，若腹中微觉凉，或欲

大便者，即停药勿服。候两三点钟，若仍发热未大便者，可少少与服之。若已大便，即非溏泻而热犹在者，亦可少少与服。

方解：《伤寒论》白虎汤，为阳明腑病之药，而兼治阳明经病。此汤为阳明经病之药，而兼治阳明腑病。为其所主者，责重于经，故于白虎汤方中，以玄参之甘寒（《神农本草经》言苦寒，细嚼之实甘而微苦，古今药或有不同）易知母之苦寒，又去甘草，少加连翘。欲其轻清之性，善走经络，以解阳明在经之热也。方中粳米，不可误用糯米（俗名浆米）。粳米清和甘缓，能逗留金石之药于胃中，使之由胃输脾，由脾达肺，药力四布，经络贯通。糯米质黏性热，大能固闭药力，留中不散，若错用之，即能误事。

经典配伍：石膏、粳米：二药配伍首见于仲景白虎汤，锡纯更有发挥，详见下方石膏粳米汤。

医案：一童子，年十六。暑日力田于烈日之中，午饭后，陡觉发热，无汗，烦渴引饮。诊其脉，洪而长，知其暑而兼温也。若温病中，有当日得之，即宜服仙露汤者。遂投以此汤，未尽剂而愈。

2. 石膏粳米汤

石膏粳米代白虎，温病初得其脉浮
身不恶寒心中热，米熟汤成实热除

主治： 温病初得，其脉浮而有力，身体壮热。并治一切感冒初得，身不恶寒而心中发热者。若其热已入阳明之腑，亦可用代白虎汤。

组成： 生石膏二两，轧细　生粳米二两半

煎服法： 上二味，用水三大碗，煎至米烂熟，约可得清汁两大碗。乘热尽量饮之，使周身皆汗出，病无不愈者。若阳明腑热已实，不必乘热顿饮之，徐徐温饮下，以消其热可也。

方解： 外感初得，即中有蕴热，阳明胃腑，不至燥实，为何遽用生石膏二两？此方妙在将石膏同粳米煎汤，乘热饮之。俾石膏寒凉之性，随热汤发散之力，化为汗液尽达于外也。西人谓，胃本无化水之能，亦无出水之路。而壮实之人，饮水满胃，须臾水气旁达，胃中即空。盖胃中原多微丝血管，能引水气以入回血管。由回血管过肝入心，以运行于周身。由肺升出为气，由皮肤渗出为汗，余透肾至膀胱为溺。石膏煎汤，毫无气味，毫无汁浆，直与清水无异。且又乘热饮之，则敷布愈速。不待其寒性发作，即被胃中微丝血管吸去，化为汗、为气，而其余为溺，则表里之热，亦随之俱化。此寒因热用，不使伤胃之法也。且与粳米同煮，其冲和之气，能助胃气之发达，则发汗自易。其稠润之汁，又能逗留石膏，不使其由胃下趋，致寒凉有碍下焦。不但此也，清水煎开后，变凉甚速，以其中无汁浆，不能留热也。此方粳米多至二两半，汤成之后，必然汁浆甚稠。饮至胃中，又善留蓄热

158

力，以为作汗之助也。是以人之欲发汗者，饮热茶不如啜热粥也。

医案：初拟此方时，惟用以治温病。实验既久，知伤寒两三日后，身不恶寒而发热者，用之亦效。丙辰正月上旬，愚随巡防营，自广平移居德州。自邯郸上火车，自南而北，复自北而南，一昼夜绕行千余里。车窗多破，风寒彻骨。至德州，同行病者五六人，皆身热无汗。遂用生石膏、粳米各十余两，饭甑煮烂熟，俾病者尽量饮其热汤，皆周身得汗而愈，一时称快。

3. 镇逆白虎汤

镇逆白虎邪传腑，热炽燎原胃津枯
两半知母膏三两，八钱半夏六竹茹

主治：伤寒、温病，邪传胃腑，燥渴身热，白虎证俱。其人胃气上逆，心下满闷者。

组成：生石膏三两，捣细　知母两半　清半夏八钱　竹茹粉六钱

煎服法：用水五盅，煎汁三盅，先温服一盅。病已愈者，停后服。若未痊愈者，过两点钟，再温服一盅。

方解：《伤寒论》白虎汤，治阳明腑热之圣药也。盖外邪炽盛，势若燎原，胃中津液，立就枯涸，故用石膏之辛寒以祛外感之邪，知母之凉润以滋内耗之阴。特是石膏质

重（虽煎作汤性亦下坠），知母味苦，苦降与重坠相并，下行之力速，胃腑之热或难尽消。且恐其直趋下焦而为泄泻也，故又借粳米之浓汁、甘草之甘味，缓其下趋之势。以待胃中微丝血管徐徐吸去，由肺升出为气，由皮肤渗出为汗，余入膀胱为溺，而内蕴之热邪随之俱清，此仲景制方之妙也。然病有兼证，即用药难拘成方。犹是白虎汤证也，因其人胃气上逆，心下胀满，粳米、甘草不可复用，而以半夏、竹茹代之，取二药之降逆，以参赞石膏、知母成功也。

医案：一妇人，年三十余，得温证。始则呕吐，五六日间，心下满闷，热而且渴。脉洪滑有力，舌苔黄厚。闻其未病之先，曾有郁怒未伸，因得斯证，俗名夹恼伤寒。然时当春杪，一得即不恶寒，乃温病，非伤寒也。为疏此方，有一医者在座，疑而问曰：此证因胃气上逆作胀满，始将白虎汤方，另为更定。何以方中不用开通气分之药，若承气汤之用厚朴、枳实，而惟用半夏、竹茹乎？答曰：白虎汤用意，与承气迥异。盖承气汤，乃导邪下行之药，白虎汤乃托邪外出之药。故服白虎汤后，多有得汗而解者。间有服后未即得汗，而大热既消，其饮食之时，恒得微汗，余热亦由此尽解。若因气逆胀满，恣用破气之药，伤其气分，不能托邪外出，将邪陷愈深，胀满转不能消，或更增剧。试观《伤寒论》多有因误下伤其气分，成结胸，成心下痞硬证，不可不知也。再试观诸泻心，不轻用破气之品，却有半夏泻心汤。又仲景治"伤寒解后，气逆欲呕"有竹叶石膏汤，半夏与石膏并用；治"妇人乳、中虚、烦乱、

160

呕逆"有竹皮大丸，竹茹与石膏并用，是半夏、竹茹善降逆气可知也。今师二方之意，用之以易白虎汤中之甘草、粳米，降逆气而不伤正气，服后仍可托邪外出，由汗而解，而胀满之证，亦即消解无余。此方愚用之屡矣，未有不随手奏效者。医者闻言省悟，听愚用药，服后，病人自觉胀满之处，如以手推排下行，病亦遂愈。

4. 白虎加人参以山药代粳米汤

白虎加参药代米，汗吐下后脉虚宜
祛实火又清虚热，内伤外感愈须臾

主治： 寒温实热已入阳明之腑，燥渴嗜饮凉水，脉象细数者。

组成： 生石膏三两，捣细　知母一两　人参六钱　生山药六钱　粉甘草三钱

煎服法： 上五味，用水五盅，煎取清汁三盅，先温服一盅。病愈者，停后服。若未痊愈者，过两点钟，再服一盅。至其服法详细处，与仙露汤同。

方解： 伤寒法，白虎汤用于汗吐下后，当加人参。究之脉虚者，即宜加之，不必在汗吐下后也。愚自临证以来，遇阳明热炽，而其人素有内伤，或元气素弱，其脉或虚数，或细微者，皆投以白虎加人参汤。实验既久，知以生山药代粳米，则其方愈稳妥，见效亦愈速。盖粳米不过调和胃

气，而山药兼能固摄下焦元气，使元气素虚者，不至因服石膏、知母而作滑泻。且山药多含有蛋白之汁，最善滋阴。白虎汤得此，既祛实火，又清虚热，内伤外感，须臾同愈。愚用此方救人多矣。

医案： 此方锡纯辑录多例医案，仅录两例于下。

（1）一叟，年近六旬。素羸弱，劳嗽，得伤寒证三日，昏愦不知人。诊其脉甚虚数，而肌肤烙手，确有实热。知其脉虚证实，邪火横恣，元气又不能支持，故传经犹未深入，而即昏愦若斯也。踌躇再四，乃放胆投以此汤。将药煎成，乘热徐徐灌之，一次只灌下两茶匙。阅三点钟，灌药两盅，豁然顿醒。再尽其余，而病愈矣。

（2）一叟，年六旬。素亦羸弱多病，得伤寒证，绵延十余日。舌苔黄厚而干，心中热渴，时觉烦躁。其不烦躁之时，即昏昏似睡，呼之，眼微开，精神之衰惫可知。脉象细数，按之无力。投以凉润之剂，因其脉虚，又加野台参佐之。大便忽滑泻，日下数次。因思此证，略用清火之药即滑泻者，必其下焦之气化不固。先用药固其下焦，再清其上焦、中焦未晚也。遂用熟地黄二两，酸石榴一个，连皮捣烂，同煎汤一大碗。分三次温饮下，大便遂固。间日投以此方，将山药改用一两，以生地黄代知母，煎汤成，徐徐温饮下，一次只饮药一大口。阅八点钟，始尽剂，病愈强半。翌日，又按原方，如法煎服，病又愈强半。第三日又按其方服之，尽剂而愈。

5. 宁嗽定喘饮

宁嗽定喘用山药，甘蔗石榴鸡黄调

虚人老者痰喘嗽，阳明热退轻剂消

主治： 伤寒温病，阳明大热已退，其人或素虚或在老年，至此益形怯弱，或喘，或嗽，或痰涎壅盛，气息似甚不足者。

组成： 生怀山药两半　甘蔗自然汁一两　酸石榴自然汁六钱　生鸡子黄四个

煎服法： 先将山药煎取清汤一大碗，再将余三味调入碗中，分三次温饮下，约两点钟服一次。若药已凉，再服时须将药碗置开水中温之。然不可过热，恐鸡子黄熟，服之即无效。

医案： 一周姓叟，年近七旬，素有劳疾，且又有鸦片嗜好，于季秋患温病，阳明腑热炽盛，脉象数而不实，喘而兼嗽，吐痰稠黏。投以白虎加人参汤，以生山药代粳米，一剂，大热已退，而喘嗽仍不愈，且气息微弱，似不接续。其家属惶恐，以为难愈。且言如此光景，似难再进药。愚曰：勿须用药，寻常服食之物即可治愈矣。为开此方，病家视之，果系寻常食物，知虽不对证，亦无妨碍。遂如法服之，二剂痊愈。

6. 荡胸汤

荡胸汤能治结胸，痰饮外感两相融
蒌仁苏子芒硝赭，塞滞满闷气道通

主治：寒温结胸，其证胸膈痰饮，与外感之邪互相凝结，上塞咽喉，下滞胃口，呼吸不利，满闷短气，饮水不能下行，或转吐出。兼治疫证结胸。

组成：蒌仁二两，新炒者捣 生赭石二两，研细 苏子六钱，炒捣 芒硝四钱，冲服

煎服法：用水四盅，煎取清汁两盅，先温服一盅。结开，大便通行，停后服。若其胸中结犹未开，过两点钟，再温服一盅。若胸中之结已开，而大便犹未通下，且不觉转矢气者，仍可温服半盅。

方解：伤寒下早成结胸，至温病未经下者，亦可成结胸。至疫病自口鼻传入，遇素有痰饮者，其疹疬之气，与上焦痰饮互相胶漆，亦成结胸。《伤寒论》陷胸汤、丸三方，皆可随证之轻重高下借用。特是大陷胸汤、丸中皆有甘遂，世俗医者，恒望而生畏。至小陷胸汤，性虽平和，又有吴又可瘟疫忌用黄连之说存于胸中，遂亦不肯轻用。及遇此等证，而漫用开痰、破气、利湿之品，若橘红、莱菔、苍术、白芥、茯苓、厚朴诸药，汇集成方，以为较陷胸诸汤、丸稳，而且病家服之，以为药性和平，坦然无疑。不知破

其气而气愈下陷，利其湿而痰愈稠黏。如此用药，真令人长太息者也。愚不得已，将治结胸诸成方变通荟萃之，于大陷胸汤中取用芒硝，于小陷胸汤中取用蒌实，又于治心下痞硬之旋覆代赭石汤中取用赭石，而复加苏子以为下行之向导，可以代大陷胸汤、丸。少服之，亦可代小陷胸汤。非欲与《伤寒论》诸方争胜也，亦略以便流俗之用云尔。

医案：（1）一媪，年六十余。当孟夏晨饭之际，忽闻乡邻有斗者，出视之，见强者凌弱太甚，心甚不平；又兼饭后有汗受风，遂得温证。表里俱热，胃口堵塞，腹中疼痛，饮水须臾仍吐出。七八日间，大便不通。其脉细数，按之略实。自言心中燥渴，饮水又不能受，从前服药止吐，其药亦皆吐出。若果能令饮水不吐，病犹可望愈。愚曰：易耳。为开此汤，加生石膏二两、野台参五钱，煎汤一大碗，分三次温饮下。晚间服药，翌晨大便得通而愈。当大便未通时，曾俾用山萸肉（去净核）二两煎汤，以备下后心中怔忡及虚脱，及大便通后，微觉怔忡，服之即安。

（2）一室女得温病。两三日间，痰涎郁塞，胸膈满闷异常，频频咳吐，黏若胶漆，且有喘促之意，饮水停滞胃口，间或吐出，其脉浮滑。问之微觉头疼，知其表证犹未罢也。遂师河间双解散之意，于荡胸汤中加连翘、蝉蜕各三钱。服后微汗，大便得通而愈。

7. 一味莱菔子汤

莱菔子汤治胸满，病因外邪结聚痰
生熟煎汤各一两，轻药巧用挽狂澜

主治： 同前证。

组成： 莱菔子_{生者一两，熟者一两}

煎服法： 共捣碎，煎汤一大茶杯，顿服之。

方解： 莱菔子生用味微辛性平，炒用气香性温，其力能升能降，生用则升多于降，炒用则降多于升，取其升气化痰宜用生者，取其降气消食宜用炒者。究之无论或生或炒，皆能顺气开郁，消胀除满，此乃化气之品，非破气之品。而此方生、炒各用一两，同调升降，消痰化气。

医案： 奉天烟酒公卖局科员许寿庵，年二十余，得温病。三四日觉中脘郁结，饮食至其处不下行，仍上逆吐出，来院求为诊治。其脉沉滑而实，舌苔白而微黄。表里俱觉发热，然不甚剧。自言素多痰饮，受外感益甚。因知其中脘之郁结，确系外感之邪与痰饮相凝滞也。先投以荡胸汤，两点钟后，仍复吐出。为拟此方，一剂结开，可受饮食。继投以清火理痰之品，两剂痊愈。按：此证若服荡胸汤，将方中赭石细末留出数钱，开水送下，再服汤药亦可不吐，其结亦必能开。非莱菔子汤之力胜于荡胸汤也，而试之偶效，尤必载此方者，为药性较荡胸汤尤平易，临证者与病家，皆可放胆用之而无疑也。若此方不效者，亦可改用荡胸汤，先将赭石细末送下数钱之法。

8. 镇逆承气汤

> 镇逆承气疗便燥，石膏参赭纳芒硝
> 阳明腑实有呕吐，不受药者此方瞧

主治： 寒温阳明腑实，大便燥结，当用承气下之，而呕吐不能受药者。

组成： 芒硝六钱　赭石二两，研细　生石膏二两，捣细　潞党参五钱

煎服法： 上药四味，用水四盅，先煎后三味，汤将成，再加芒硝，煎一两沸。取清汁二盅，先温服一盅。过三点钟，若腹中不觉转动，欲大便者，再温服余一盅。

方解： 此证胃腑热实大肠燥结，方中何以复用党参？此证多有呕吐甚剧，并水浆不能存者，又有初病即呕吐，十数日不止者，其胃气与胃中津液，必因呕吐而大有伤损，故用党参补助胃中元气，且与凉润之石膏并用，大能滋胃中津液，俾胃中气足液生，自能运转药力下至魄门以通大便也。愚用此方救人多矣，果遇此等证，放胆投之，无不效者。

医案： 一邻妇，年二十余。得温病已过十日，上焦燥热，呕吐，大便燥结，自病后未行。延医数次服药皆吐出。

适愚自他处归，诊其脉，关前甚洪实，一息五至余，其脉上盛于下一倍，所以作呕吐。其至数数者，吐久伤津液也。为拟此汤，一剂热退呕止，大便得通而愈。

治瘟疫瘟疹方

1. 青盂汤

> 青盂荷叶羚角楼，知膏蝉蜕蚕草投
> 瘟疫面肿表里热，阳毒发斑亦能收

主治：瘟疫表里俱热，头面肿疼，其肿或连项及胸。亦治阳毒发斑疹。

组成：荷叶一个，用周遭边浮水者良，鲜者尤佳　生石膏一两，捣细　真羚羊角二钱，另煎兑服　知母六钱　蝉蜕三钱，去足土　僵蚕二钱　金线重楼二钱，切片　粉甘草钱半

方解：疫与寒温不同，寒温者，感时序之正气，因其人卫生之道，于时序之冷暖失宜，遂感其气而为病。其病者，偶有一二人，而不相传染。疫者，感岁运之戾气，因其岁运失和，中含毒气，人触之即病。《内经》刺法论所谓，无问大小，病状相似者是也。其病者，挨户挨村，若徭役然，故名曰疫，且又互相传染也。《内经》本病论有五疫之名，后世约分为寒疫、温疫。治温疫，世习用东垣普济消

毒饮；治寒疫，世习用巢谷世圣散子。然温疫多而寒疫少，拙拟之青盂汤，实专为治温疫设也。

《易》系辞谓"震为萑苇"。荷生水中，藕茎皆中空，亦萑苇类也。其叶边平兜，茎在中央，更有震卦仰盂之象，故能禀初阳上升之气，为诸药之舟楫，能载清火解毒之药上至头面，且其气清郁，更能解毒逐秽，施于疫毒诸证尤宜也。至于叶宜取其浮水者，以水为二分氢气，一分氧气，化合而成。浮水者，贴水而生，得水面氢气最多，故善发表。如浮萍之生于水面，而善发汗也。

金线重楼，一名蚤休，一名紫河车草，味甘而淡，其解毒之功，可仿甘草。然甘草性温，此药性凉，以解一切热毒，尤胜于甘草，故名蚤休。言若中一切蛊毒，或蝎螫蛇咬，或疮疡用之而皆可早早止住。古"蚤"与"早"，原相通也。古谚赞蚤休曰："七叶一枝花，深山是我家。痈疽遇着我，一似手捻拿。"盖此物七叶对生茎腰，状如莲花一朵，自叶中心出茎，至巅开花一朵，形扁而黄，花上有黄丝下垂，故又名金线重楼。重楼者，其叶与花似各作一层也。其名紫河车草者，盖紫河为初生之地点，其处蕃多，可采之盈车，俗名为草河车误矣。其形状皮色皆如干姜，若皮不黄，而微带紫色者，其味必微辣而不甘，含有毒性，即不可用。若无佳者，方中不用此味亦可。

羚羊角与犀角，皆性凉而解毒。然犀禀水土之精气而生，为其禀土之精，故能入胃，以消胃腑之实热。为其禀水之精，故又能以水胜火兼入心中，以消心脏本体之热力。

而疫邪之未深入者，转因服犀角后，心气虚冷，不能捍御
外邪，致疫邪之恣横，竟犯君主之宫，此至紧要之关系，
医者不可不知。羚羊角善清肝胆之火，兼清胃腑之热。其
角中天生木胎，性本条达，清凉之中，大具发表之力，与
石膏之辛凉，荷叶、连翘之清轻升浮者并用，大能透发温
疫斑疹之毒火郁热，而头面肿处之毒火郁热，亦莫不透发
消除也。且其能避蛊毒，《本经》原有明文。疫病发斑，皆
挟有毒疠之气也。

　　僵蚕乃蚕将脱皮时，因受风不能脱下，而僵之蚕。因
其病风而僵，故能为表散药之向导，而兼具表散之力。是
以痘疹不出者，僵蚕最能表出之。不但此也，僵蚕僵而不
腐，凡人有肿疼之处，恐其变为腐烂，僵蚕又能治之，此
气化相感之妙也。今坊间鬻者，多用缲丝所剩之蚕充之。
其蚕能敛戢心火，与僵蚕性正相反。用此药者，当加审慎，
必色白而直，且分毫无乱丝者，乃为真僵蚕。又药坊中，
恒误僵蚕为姜蚕，而以姜水炒之，甚非所宜。盖此药经火
炒后，则发表之力顿减矣。

　　医案：一妇人，年四十许，得大头瘟证。头面肿大疼
痛，两目肿不能开，上焦烦热，心中怔忡。彼家误为疮毒，
竟延疡医治疗。医者自出药末，敷头面，疼稍愈。求其出
方治烦热怔忡。彼言专习外科，不管心中之病。时愚应他
家延请，适至其村，求为诊治。其脉洪滑有力，关前益甚。
投以青盂汤，将方中石膏改用二两，煎汁两茶盅，分二次
温饮下，尽剂而愈。

2. 护心至宝丹

护心至宝用人参，二角牛黄膏砂囤
瘟疫传心自肺入，无故自笑失精神

主治：瘟疫自肺传心，其人无故自笑，精神恍惚，言语错乱。

组成：生石膏一两，捣细　人参二钱　犀角二钱　羚羊角二钱　朱砂三分，研细　牛黄一分，研细

煎服法：将药前四味共煎汤一茶盅，送服朱砂、牛黄末。

方解：此证属至危之候，非寻常药饵所能疗治。故方中多用珍异之品，借其宝气以解入心之热毒也。瘟疫之毒未入心者，最忌用犀角。而既入心之后，犀角又为必须之药。瘟疫之毒，随呼吸之气传入，原可入肺。心与肺同居膈上，且左心房之血脉管与右心房之回血管，又皆与肺循环相通，其相传似甚易。而此证不常有者，因有包络护于心上代心受邪，由包络下传三焦，为手厥阴，少阳脏腑之相传，此心所以不易受邪也。愚临证二十余年，仅遇一媪患此证，为拟此方，服之而愈。

3. 清疹汤

清疹知膏僵蝉蜕，羚角重楼连翘陪
疹出喉疼或烦躁，尤忌滑泻内陷危

主治：小儿出疹，表里俱热。或烦躁引饮，或喉疼声哑，或喘逆咳嗽。

组成：生石膏一两，捣细　知母六钱　羚羊角二钱　金线重楼钱半，切片　薄荷叶二钱　青连翘二钱　蝉蜕钱半，去足土　僵蚕二钱

煎服法：用水煎取清汤一盅半，分二次温饮下，以服后得微汗为佳。若一次得微汗者，余药仍可再服。若服一次即得大汗者，余药当停服。此药分量，系治七八岁以上者，若七八岁以下者，可随其年之大小，斟酌少用。或将药减半或用三分之一皆可。

加减：喉疼声哑者，可将石膏加重五钱，合前得两半。若疹出不利者，用鲜苇根（活水中者更佳）一大握，去节，水煎沸，用其水煎药。

方解：疹证多在小儿，想小儿脏腑间原有此毒，又外感时令之毒气而发，则一发表里俱热。若温病初得之剧者，其阳明经腑之间，皆为热毒之所弥漫。故治此证，始则发表，继则清解，其有实热者，皆宜用石膏。至喉疼声哑者，尤为热毒上冲，石膏更宜放胆多用。惟大便滑泻

者，石膏、知母皆不宜用，可去此二药，加滑石一两、甘草三钱。盖即滑泻亦非凉证，因燥渴饮水过多，脾胃不能运化故也，故加滑石以利其小便，甘草以和其脾胃，以缓水饮下趋之势。若其滑泻之甚者，可用拙拟滋阴宣解汤，即可止泻，又可表疹外出也。然此证最忌滑泻，恐其毒因滑泻内陷即不能外出。若服以上方而滑泻不止，可用生山药两许，轧细煮作粥，再将熟鸡子黄两三枚捏碎调粥中服之，其滑泻必止。泻止后，再徐徐以凉药清补之。

经典配伍： 僵蚕、蝉蜕：二药配伍出自名方升降散，二药轻清走表，可透邪外出。

医案： 奉天北关友人朱贡九之哲嗣文治，年五岁。于庚申立夏后，周身壮热，出疹甚稠密，脉甚洪数，舌苔白厚，知其疹而兼瘟也。欲以凉药清解之，因其素有心下作疼之病，出疹后，贪食鲜果，前一日犹觉疼，又不敢投以重剂。遂勉用生石膏、玄参各六钱，薄荷叶、蝉蜕各一钱，连翘二钱。晚间服药，至翌日午后视之，其热益甚，喉疼，气息甚粗，鼻翅煽动，且自鼻中出血少许，有烦躁不安之意。愚不得已，重用生石膏三两，玄参、麦冬（带心）各四钱，仍少佐以薄荷叶、连翘诸药。俾煎汤二茶盅，分三次温饮下。至翌日视之，则诸证皆轻减矣。然余热犹炽，而大便虽下一次，仍系燥粪。询其心犹发热，脉仍有力。遂于凉解药中，仍用生石膏一两，连服两剂，壮热始退。继用凉润清解之剂调之痊愈。

治疟疾方

加味小柴胡汤

> 加味柴胡治久疟，柴芩参夏姜枣鳖
>
> 常知草果甘酒曲，六脉弦象为挟邪

主治：久疟不愈，脉象弦而无力。

组成：柴胡三钱　黄芩二钱　知母三钱　潞参三钱　鳖甲三钱，醋炙　清半夏二钱　常山钱半，酒炒　草果一钱　甘草一钱　酒曲三钱　生姜三钱　大枣两枚，捭开

加减：疟初起者减潞参、鳖甲。热甚者，加生石膏五六钱或至一两。寒甚者，再加草果五分或至一钱。（神曲皆发不好，故方中用酒曲。）

方解：疟邪不专在少阳，而实以少阳为主，故其六脉恒露弦象。其先寒者，少阳之邪外与太阳并也，其后热者，少阳之邪内与阳明并也。故方中用柴胡以升少阳之邪，草果、生姜以祛太阳之寒，黄芩、知母以清阳明之热。又疟之成也，多挟痰挟食，故用半夏、常山以豁痰，酒曲以消食也。用人参，因其疟久气虚，扶其正即所以逐邪外出。用鳖甲者，因疟久则胁下结有痞积（方书名疟母，实由肝脾胀大），消其痞积，然后能断疟根株。用甘草、大枣者，所以

化常山之猛烈而服之不至瞑眩也。

治霍乱方

1. 急救回生丹

> 急救回生治霍乱，吐泻转筋病多般
> 朱草冰片薄荷脑，清热解毒活血安

主治： 霍乱吐泻转筋，诸般痧证暴病，头目眩晕，咽喉肿疼，赤痢腹疼，急性淋证。

组成： 朱砂顶高者一钱五分　冰片三分　薄荷冰二分　粉甘草一钱，为末

服法： 上药四味共研细，分作三次服，开水送下，约半点钟服一次。若吐剧者，宜于甫吐后急服之。若于将吐时服之，恐药未暇展布即吐出。服后温复得汗即愈。服一次即得汗者，后二次仍宜服之。若服完一剂未痊愈者，可接续再服一剂。若其吐泻已久，气息奄奄有将脱之势，但服此药恐不能挽回，宜接服后急救回阳汤。

方解： 霍乱之证，因空气中有时含有此毒，而地面积秽之处，又酿有毒气与之混合（观此证起点多在大埠不洁之处可知），随呼吸之气入肺，由肺传心包（即心肺相连之脂膜），由心包传三焦（上焦心下膈膜，中焦包脾连胃脂膜，下焦络肠包

肾脂膜），为手厥阴、少阳脏腑之相传。然其毒入三焦，其人中气充盛，无隙可乘，犹伏而不动。有时或饮食过量，或因寒凉伤其脾胃，将有吐泻之势，毒即乘虚内袭，盘据胃肠，上下不通，遂挥霍撩乱，而吐泻交作矣。吐泻不已，其毒可由肠胃而入心，更由心而上窜于脑，致脑髓神经与心俱病。左心房输血之力与右心房收血之力为之顿减，是以周身血脉渐停，而通体皆凉也。其证多发于秋际者，因此毒气酿成多在夏令。人当暑热之时，周身时时有汗，此毒之伏于三焦者，犹得随汗些些外出。迨至秋凉汗闭，其毒不得外出，是以蓄极而动，乘脾胃之虚而内攻也。故治此症者，当以解毒之药为主，以助心活血之药为佐，以调阴阳奠中土之药为使。爰拟此方，名之曰急救回生丹。朱砂为水银、硫黄二原质合成。此二原质皆善消毒菌，化合为朱砂，又色赤入心，能解心中窜入之毒。且又重坠，善止呕吐，俾服药后不致吐出。真好冰片，出于杉树及加尔普斯科树，其次者，系樟脑炼成。此方中冰片，宜用樟脑炼成者。因樟脑之性，原善振兴心脏，通活周身血脉，尤善消除毒菌。特其味稍劣，炼之为冰片，味较清馥。且经炼，而其力又易上升至脑，以清脑中之毒也。薄荷冰善解霍乱之毒，且其味辛烈香窜，无窍不通，无微不至，周身之毒皆能扫除。矧与冰片，又同具发表之性，服之能作汗解，使内蕴之邪由汗透出。且与冰片皆性热用凉，无论症之因凉因热，投之咸宜也。粉甘草最善解毒，又能调和中宫，以止吐泻。且又能调和冰片、薄荷冰之气味，使人服之不致过于苛辣也。

医案：己未秋，奉天霍乱盛行。时愚在奉天立达医院，拟得此方，用之甚效。适值警务处长莲波王君，任防疫总办，问愚有何良方救此危险之证，因语以此方。王君言，若药坊间配制恐不如法，即烦院中为制三十剂，分于四路防疫所。若果效时，后再多制。愚遂亲自监视，精制三十剂付之。翌日来信言，药甚效验，又俾制五十剂。又翌日来信言，此药效验异常，又俾制一百二十剂。愚方喜此药可以广传救人疾苦，孰意翌日自京都购得周氏回生丹到，此药即停止矣。因思自古治霍乱无必效之方，此方既如此效验，若不自我传遍寰区，恐难告无罪于同胞。遂将霍乱之病由与治法及用法之意，详书一纸，登诸报章。

2. 卫生防疫宝丹

卫生防疫宝神丹，朱砂冰片细辛甘
薄荷冰同香白芷，口服能防疠疫传

主治：霍乱吐泻转筋，下痢腹疼，及一切痧症。平素口含化服，能防一切疠疫传染。

组成：粉甘草十两，细末　细辛两半，细末　香白芷一两，细末　薄荷冰四钱，细末　冰片二钱，细末　朱砂三两，细末

服法：先将前五味和匀，用水为丸如桐子大，晾干（不宜日晒）。再用朱砂为衣，勿令余剩。装以布袋，杂以琉珠，

来往撞荡，务令光滑坚实。如此日久，可不走气味。若治霍乱证，宜服八十丸，开水送服。余证宜服四五十丸。服后均宜温覆取微汗。若平素含化以防疫疠，自一丸至四五丸皆可。此药又善治头疼、牙疼（含化）、心下、胁下及周身关节经络作疼，气郁、痰郁、食郁、呃逆、呕哕。醒脑养神，在上能清，在下能温，种种利益，不能悉数。

医案：奉天抚顺县瓢尔屯，煤矿经理尚席珍君来函，论卫生防疫宝丹之效果。寿甫仁兄伟鉴：向在院中带来卫生防疫宝丹二百包，原备矿上工人之用，后值霍乱发生，有工人病者按原数服药四十丸，病愈强半，又急续服四十丸，遂脱然痊愈。后有病者数人，皆服药八十丸。中有至剧者一人，一次服药一百二十丸，均完全治愈。近处有此证者，争来购求此药，亦服之皆愈。一方呼为神丹，二百包倏忽告尽。乞于邮便再为寄数百包来，以救生命，是所切盼。

❀ 小结

以上二方，后方较前方多温药两味。前方性微凉，后方则凉热平均矣。用者斟酌于病因，凉热之间，分途施治可也。后方若临证急用，不暇为丸，可制为散，每服一钱，效更速。

3. 急救回阳汤

急救回阳用枣皮，参赭药芍甘砂齐
精神昏聩气息奄，危候霍乱吐泻极

主治： 霍乱吐泻已极，精神昏昏，气息奄奄，至危之候。

组成： 潞党参八钱　生山药一两　生杭芍五钱　山萸肉八钱，去净核　炙甘草三钱　赭石四钱，研细　朱砂五分，研细

煎服法： 先用童便半盅炖热，送下朱砂，继服汤药。

方解： 以上急救回生丹与卫生防疫宝丹二方，皆为治霍乱之要药矣。然彼以祛邪为主，此以扶正为主。诚以得此证者，往往因治不如法，致日夜吐泻不已，虚极将脱，危在目前。病势至此，其从前之因凉因热皆不暇深究，惟急宜重用人参以回阳，山药、芍药以滋阴，山萸肉以敛肝气之脱（此证吐泻之始，肝木助邪侮土，吐泻之极而肝气转先脱），炙甘草以和中气之漓，此急救回阳汤所以必需也。用赭石者，不但取其能止呕吐，俾所服之药不致吐出，诚以吐泻已久，阴阳将离，赭石色赤入心，能协同人参，助心气下降。而方中山药，又能温固下焦，滋补真阴，协同人参以回肾气之下趋，使之上行也。用朱砂且又送以童便者，又以此时百脉闭塞，系心脏为毒气所伤，将熄其鼓动之机，故用朱砂直入心以解毒，又引以童便使毒气从尿道泻出，

而童便之性又能启发肾中之阳上达，以应心脏也。是此汤为回阳之剂，实则交心肾和阴阳之剂也。服此汤后，若身温脉出，觉心中发热有烦躁之意者，宜急滋其阴分，若玄参、生芍药之类，加甘草以和之，煎一大剂，分数次温饮下。此《伤寒论》太阳篇，先用甘草干姜汤继用芍药甘草汤之法也。

医案：门人高如璧，曾治一少妇。吐泻一昼夜，甚是困惫，浓煎人参汤，送服益元散而愈。盖独参汤能回阳，益元散能滋阴，又能和中（滑石、甘草能和中以止吐泻）解毒（甘草、朱砂能解毒），且可引毒气自小便出，是以应手奏效。此亦拙拟急救回阳汤之意也。

治内外中风方

1. 搜风汤

搜风石膏参麝香，柿霜半夏僵蚕防
风透膜原达脏腑，寒热无偏用此汤

主治：中风。

组成：防风六钱　真辽人参四钱，另炖同服，或用野台参七钱代之，高丽参不宜用　清半夏三钱　生石膏八钱　僵蚕二钱　柿霜饼五钱，冲服　麝香一分，药汁送服

加减： 若其人元气不虚，而偶为邪风所中，可去人参，加蜈蚣一条，全蝎一钱。若其证甚实，而闭塞太甚者，或二便不通，或脉象郁涩，可加生大黄数钱，内通外散，仿防风通圣散之意可也。

方解： 中风之证，多因五内大虚，或禀赋素虚，或劳力劳神过度，风自经络袭入，直透膜原而达脏腑，令脏腑各失其职。或猝然昏倒，或言语謇涩，或溲便不利，或溲便不觉，或兼肢体痿废偏枯，此乃至险之证。中之轻者，犹可迟延岁月，中之重者，治不如法，危在翘足间也。故重用防风引以麝香，深入脏腑以搜风。犹恐元气虚弱，不能运化药力以逐风外出，故用人参以大补元气，扶正即以胜邪也。用石膏者，因风蕴脏腑多生内热，人参补气助阳分亦能生热，石膏质重气轻性复微寒，其重也能深入脏腑，其轻也能外达皮毛，其寒也能祛脏腑之热，而即解人参之热也。用僵蚕者，徐灵胎谓邪之中人，有气无形，穿经入络，愈久愈深，以气类相反之药投之，则拒而不入，必得与之同类者和入诸药使为向导，则药至病所，而邪与药相从，药性渐发，邪或从毛孔出，从二便出，不能复留，此从治之法也。僵蚕因风而僵，与风为同类，故善引祛风之药至于病所成功也。用半夏、柿霜者，诚以此证皆痰涎壅滞，有半夏以降之，柿霜以润之，而痰涎自息也。此证有表不解，而浸生内热者，宜急用发汗药，解其表，而兼清其内热。又兼有内风煽动者，可与后内中风治法汇通参观，于治外感之中兼有熄内风之药，方为完善。中风之证，有偏寒者，有偏热者，有不觉寒热者。拙拟此方治中风之无甚寒热者也。若偏热者，宜《金匮》风引汤加减（干姜、桂枝宜减半）。若偏寒者，愚别有经验治法，验案如下。

医案： 曾治一媪，年五十许，于仲冬忽然中风昏倒，呼之不应，其胸中似有痰涎壅滞，大碍呼吸。诊其脉，微细欲无，且迟缓，知其素有寒饮，陡然风寒袭入，与寒饮凝结为恙也。急用胡椒三钱捣碎，煎两三沸，取浓汁多半茶杯灌之，呼吸顿觉顺利。继用干姜六钱，桂枝尖、当归各三钱，连服三剂，可作呻吟，肢体渐能运动，而左手足仍不能动。又将干姜减半，加生黄芪五钱，乳香、没药各三钱，连服十余剂，言语行动遂复其常。

2. 息风汤

> 息风参赭龙牡蛎，熟地白芍附山萸
> 类中风证尸厥似，治以阴阳自吸提

主治： 类中风。

组成： 人参五钱　赭石五钱，煅研　大熟地一两　山萸肉六钱，去净核　生杭芍四钱　乌附子一钱　龙骨五钱，捣，不用煅　牡蛎五钱，捣，不用煅

方解： 类中风之证，其剧者忽然昏倒，不省人事，所谓尸厥之证也。秦越人论虢太子尸厥谓，上有绝阳之络，下有破阴之纽。妙哉其言也。盖人之一身，阴阳原相维系。

阳性上浮而阴气自下吸之，阴性下降而阳气自上提之，阴阳互根，浑沦环抱，寿命可百年无恙也。有时保养失宜，下焦阴分亏损，不能维系上焦阳分，则阳气脱而上奔，又兼肾水不能濡润肝木，则肝风煽动，痰涎上壅，而猝然昏倒，僵直如尸矣。故用赭石佐人参，以挽回其绝阳之络，更有龙骨、牡蛎以收敛之，则阳能下济。用萸肉佐熟地以填补其破阴之纽，更有附子以温煦之，则阴可上达。用芍药者，取其与附子同用，能收敛浮越之元气归藏于阴也。且此证肝风因虚而动，愈迫阳气上浮。然此乃内生之风，非外来之风也。故宜用濡润收敛之品以熄之，芍药与龙骨、牡蛎、萸肉又为宁熄内风之妙品也。若其肝风虽动，而阴阳不至离绝，其人或怔忡不宁，或目眩头晕，或四肢间有麻木之时，可单将方中龙骨、牡蛎、萸肉各七八钱，更加柏子仁一两以滋润肝木，其风自熄。盖肝为将军之官，内寄龙雷之火，最难驯服，惟养之镇之，恩威并用，而后骄将不难统驭也。

3. 逐风汤

逐风汤用当归芪，二活蜈蚣全蝎宜
中风抽掣或破伤，他药不效此方奇

主治：中风抽掣及破伤后受风抽掣者。

组成：生箭芪六钱　当归四钱　羌活二钱　独活二钱　全

蝎二钱　全蜈蚣大者两条

方解： 蜈蚣最善搜风，贯串经络脏腑无所不至，调安神经又具特长（因其节节有脑是以善调神经）。而其性甚和平，从未有服之觉瞑眩者。蜈蚣逐风之力，原迥异于他药也。且其功效，不但治风也，愚于疮痈初起甚剧者，恒加蜈蚣于托药之中，莫不随手奏效。虽《神农本草经》谓有坠胎之弊，而中风抽掣，服他药不效者，原不妨用。《内经》所谓"有故无殒，亦无殒也"。况此汤中，又有黄芪、当归以保摄气血，则用分毫何损哉。

医案： 曾治一媪，年六旬。其腿为狗咬破受风，周身抽掣。延一老医调治，服药十余日，抽掣愈甚。所用之药，每剂中皆有全蝎数钱，佐以祛风、活血、助气之药，仿佛此汤而独未用蜈蚣。遂为拟此汤，服一剂而抽掣即止。又服一剂，永不反复。

4. 加味黄芪五物汤

> 加味黄芪五物汤，归芍桂术陈艽姜
>
> 凉附痰夏热知母，历节风方金匮藏

主治： 历节风证，周身关节皆疼，或但四肢作疼，足不能行步，手不能持物。

组成： 生箭芪一两　於术五钱　当归五钱　桂枝尖三钱　秦艽三钱　广陈皮三钱　生杭芍五钱　生姜五片

加减： 热者加知母，凉者加附子，脉滑有痰者加半夏。

方解：《金匮》桂枝芍药知母汤，治历节风之善方也。而气体虚者用之，仍有不效之时，以其不胜麻黄、防风之发也。今取《金匮》治风痹之黄芪五物汤，加白术以健脾补气，而即以逐痹（《本经》逐寒湿痹）。当归以生其血，血活自能散风（方书谓血活风自去）。秦艽为散风之润药，性甚和平，祛风而不伤血。陈皮为黄芪之佐使，又能引肌肉经络之风达皮肤由毛孔而出也。广橘红其大者皆柚也，非橘也。《本经》原橘柚并称，故用于药中，橘柚似无须分别（他处柚皮不可入药）。且名为橘红，其实皆不去白，诚以原不宜去也。

5. 加味玉屏风散

加味玉屏风芪防，术桂归蜡白矾襄
破伤中风或瘈疭，伤后房劳不可强

主治： 破伤后预防中风，或已中风而瘈疭，或因伤后房事不戒以致中风。

组成： 生箭芪一两　白术八钱　当归六钱　桂枝尖钱半　防风钱半　黄蜡三钱　生白矾一钱

煎服法： 作汤服。

加减： 若已中风抽掣者，宜加全蜈蚣两条。若更因房事不戒以致中风抽风者，宜再加真鹿角胶三钱（另煎兑服），独活一钱半。若脉象有热者，用此汤时，知母、天冬皆可酌加。

方解： 此方原为预防中风之药，故用黄芪以固皮毛，盖《本经》原谓黄芪主大风，方中重用黄芪一两，又有他药以为之佐使，宜其风证皆可治也。白术以实肌肉，黄蜡、白矾以护膜原。犹恐破伤时微有感冒，故又用当归、防风、桂枝以活血散风。其防风、桂枝之分量特轻者，诚以此方原为预防中风而设，故不欲重用发汗之药以开腠理也。自拟此方以来，凡破伤后恐中风者，俾服药一剂，永无意外之变，用之数十年矣。

医案：（1）表侄高淑言之族人，被贼用枪弹击透手心，中风抽掣，牙关紧闭。自牙缝灌药无效，势已垂危。从前，其庄有因破伤预防中风服此方者，淑言见而录之。至此，淑言将此方授族人，一剂而愈。

（2）又一人，被伤后，因房事不戒，中风抽掣，服药不效。友人毛仙阁治之，亦投此汤而愈。夫愚拟此方，原但为预防中风，而竟如此多效，此愚所不及料者也。

6. 镇肝息风汤

镇肝息风牛膝用，龙牡龟芍赭玄冬
茵地茵陈芽草楝，其脉弦长内中风

主治： 内中风证（亦名类中风，即西人所谓脑充血证），其脉弦长有力（即西医所谓血压过高），或上盛下虚，头目时常眩晕，或脑中时常作疼发热，或目胀耳鸣，或心中烦热，或时常噫气，或肢体渐觉不利，或口眼渐形歪斜，或面色如醉，甚或眩晕，至于颠仆，昏不知人，移时始醒，或醒后不能复原，精神短少，或肢体痿废，或成偏枯。

组成： 怀牛膝一两　生赭石一两，轧细　生龙骨五钱，捣碎　生牡蛎五钱，捣碎　生龟板五钱，捣碎　生杭芍五钱　玄参五钱　天冬五钱　川楝子二钱，捣碎　生麦芽二钱　茵陈二钱　甘草钱半

加减： 心中热甚者，加生石膏一两。痰多者，加胆星二钱。尺脉重按虚者，加熟地黄八钱、净萸肉五钱。大便不实者，去龟板、赭石，加赤石脂（喻嘉言谓石脂可代赭石）一两。

方解： 风名内中，言风自内生，非风自外来也。《内经》谓"诸风掉眩，皆属于肝"。盖肝为木脏，于卦为巽，巽原主风。且中寄相火，征之事实，木火炽盛，亦自有风。此因肝木失和，风自肝起。又加以肺气不降，肾气不摄，冲气、胃气又复上逆。于斯，脏腑之气化皆上升太过，而血之上注于脑者，亦因之太过，致充塞其血管而累及神经。其甚者，致令神经失其所司，至昏厥不省人事。西医名为脑充血证，诚由剖解实验而得也。是以方中重用牛膝以引血下行，此为治标之主药。而复深究病之本源，用龙骨、牡蛎、龟板、芍药以镇熄肝风，赭石以降胃

张锡纯**方歌括**

降冲，玄参、天冬以清肺气，肺中清肃之气下行，自能镇制肝木。至其脉之两尺虚者，当系肾脏真阴虚损，不能与真阳相维系。其真阳脱而上奔，并挟气血以上冲脑部，故又加熟地、萸肉以补肾敛肾。从前所拟之方，原止此数味。后因用此方效者固多，间有初次将药服下转觉气血上攻而病加剧者，于斯加生麦芽、茵陈、川楝子即无斯弊。盖肝为将军之官，其性刚果，若但用药强制，或转激发其反动之力。茵陈为青蒿之嫩者，得初春少阳生发之气，与肝木同气相求，泻肝热兼舒肝郁，实能将顺肝木之性。麦芽为谷之萌芽，生用之亦善将顺肝木之性使不抑郁。川楝子善引肝气下达，又能折其反动之力。方中加此三味，而后用此方者，自无他虞也。心中热甚者，当有外感，伏气化热，故加石膏。有痰者，恐痰阻气化之升降，故加胆星也。

医案：（1）刘铁珊将军丁卯来津后，其脑中常觉发热，时或眩晕，心中烦躁不宁，脉象弦长有力，左右皆然，知系脑充血证。盖其愤激填胸，焦思积虑者已久，是以有斯证也。为其脑中觉热，俾用绿豆实于囊中作枕，为外治之法。又治以镇肝息风汤，于方中加地黄一两，连服数剂，脑中已不觉热。遂去川楝子，又将生地黄改用六钱。服过旬日，脉象和平，心中亦不烦躁，遂将药停服。

（2）天津铃铛阁街，于氏所娶新妇，过门旬余，忽然头疼。医者疑其受风，投以发表之剂。其疼陡剧，号呼不止。其翁在中国银行司账，见同伙沈君阅五期《衷

188

中参西录》，见载有脑充血头疼诸案，遂延愚为之诊视。其脉弦硬而长，左部尤甚。知其肝胆之火上冲过甚也。遂投以镇肝息风汤，加龙胆草三钱，以泻其肝胆之火。一剂病愈强半，又服两剂，头已不疼，而脉象仍然有力。遂去龙胆草，加生地黄六钱。又服数剂，脉象如常，遂将药停服。

7. 加味补血汤

加味补血用甘松，归芪丹参乳没从
鹿角胶同龙眼肉，脉象迟弱虚寒宗

主治：身形软弱，肢体渐觉不遂，或头重目眩，或神昏健忘，或觉脑际紧缩作疼。甚或昏仆移时苏醒致成偏枯，或全身痿废，脉象迟弱，内中风证之偏虚寒者（肝过盛生风，肝虚极亦可生风），此即西人所谓脑贫血病也。久服此汤当愈。

组成：生箭芪一两 当归五钱 龙眼肉五钱 真鹿角胶三钱，另炖同服 丹参三钱 明乳香三钱 明没药三钱 甘松二钱

加减：服之觉热者，酌加天花粉、天冬各数钱。觉发闷者，加生鸡内金钱半或二钱。服数剂后，若不甚见效，可用所煎药汤送服麝香二厘或真冰片半分亦可。若服后仍无甚效，可用药汤，送制好马钱子二分。

方解：脑充血者，其脑中之血过多，固能伤其脑髓神经。脑贫血者，其脑中之血过少，又无以养其脑髓神经。是以究其终极，皆可使神经失其所司也。古方有补血汤，其方黄芪、当归同用，而黄芪之分量，竟四倍于当归，诚以阴阳互为之根，人之气壮旺者，其血分自易充长。况人之脑髓神经，虽赖血以养之，尤赖胸中大气上升以斡旋之。是以《内经》谓："上气不足，脑为之不满，耳为之苦鸣，头为之倾，目为之眩。"所谓上气者，即胸中大气上升于脑中者也。因上气不足，血之随气而注于脑者必少，而脑为之不满，其脑中贫血可知。且因上气不足，不能斡旋其神经，血之注于脑者少，无以养其神经，于是而耳鸣、头倾、目眩，其人可忽至昏仆可知。由此知因脑部贫血以成内中风证者，原当峻补其胸中大气，俾大气充足，自能助血上升，且能斡旋其脑部，使不至耳鸣、头倾、目眩也。是以此方不以当归为主药，而以黄芪为主药也。用龙眼肉者，因其味甘色赤，多含津液，最能助当归以生血也。用鹿角胶者，因鹿之角原生于头顶督脉之上，督脉为脑髓之来源，故鹿角胶之性善补脑髓。凡脑中血虚者，其脑髓亦必虚，用之以补脑髓，实可与补血之药相助为理也。用丹参、乳香、没药者，因气血虚者，其经络多瘀滞，此于偏枯痿废亦颇有关系，加此通气活血之品，以化其经络之瘀滞，则偏枯痿废者自易愈也。甘松，即西药中之缬草，其气香，味微酸。《本经》《别录》等古籍谓其治暴热、疮疥疽痔、痈肿浮肿、不足诸证、妇产诸证、血病诸证、补痿。

西人则以为兴奋之品，善治心脏麻痹、霍乱转筋。东人又以为镇静神经之特效药，用治癫狂、痫痉诸病。盖为其气香，故善兴奋心脏，使不至于麻痹，而其馨香透窍之力，亦自能开痹通瘀也。为其味酸，故能保安神经，使不至于妄行，而酸化软坚之力，又自能化多年之结，使尽消融也。至于其能补痿，能治霍乱转筋者，即心脏不麻痹，神经不妄行之功效外著者也。孰谓中西医理不相贯通哉？用甘松者，为其能助心房运动有力，以多输血于脑，且又为调养神经之要品，能引诸药至脑以调养其神经也。用麝香、梅片者，取其香能通窍以开闭也。用制过马钱子者，取其能眴动脑髓神经使之灵活也。

医案：门人张甲升曾治一人，年三十余。于季冬负重贸易，日行百余里，歇息时，又屡坐寒地。后觉腿疼，不能行步，浸至卧床不能动转，周身筋骨似皆痿废，服诸药皆不效。甲升治以加味补血汤，将方中乳香、没药皆改用六钱，又加净萸肉一两。数剂后，腿即不疼。又服十余剂，遂痊愈。按：加味补血汤，原治内中风之气血两亏者，而略为变通，即治腿疼如此效验，可谓善用成方者矣。

治小儿风证方

1. 定风丹

> 定风丹治儿绵风，抽掣绵绵不甚凶
> 一钱朱砂三乳没，一钱全蝎一蜈蚣

主治：初生小儿绵风，其状逐日抽掣，绵绵不已，亦不甚剧。

组成：生明乳香三钱　生明没药三钱　朱砂一钱　全蜈蚣大者一条　全蝎一钱

服法：共为细末，每小儿哺乳时，用药分许，置其口中，乳汁送下，一日约服药五次。

方解：锡纯在《药物解》中记述蜈蚣、全蝎两药：蜈蚣味微辛，性微温，走窜之力最速，内而脏腑外而经络，凡气血凝聚之处皆能开之。性有微毒，而转善解毒，凡一切疮疡诸毒皆能消之。其性尤善搜风，内治肝风萌动，癫痫眩晕，抽掣瘛疭，小儿脐风；外治经络中风，口眼歪斜，手足麻木。蝎子色青，味咸（本无咸味，因皆腌以盐水，故咸），性微温，其腹有小黄点，两行之数皆八，夫青者木色，八者木数，原具厥阴风木之气化，故善入肝经，搜风发汗，治痉痫抽掣，中风口眼歪斜，或周身麻痹，其性虽毒专善解毒，消除一切疮疡。为蜈蚣之伍药，其力相得益彰也。余药用法、配伍理论，于此方之前数首方中锡纯皆已言明。此方以治小儿绵风或惊风，大抵皆效。而能因证制宜，再煮汤剂以送服此丹，则尤效。

经典配伍：蜈蚣、全蝎：二药之药性详见方解。锡纯善用二药配伍共奏搜剔经络、息风止痉之功。

医案：己巳端阳前，友人黄文卿幼子，生六月，头身胎毒终未愈。禀质甚弱，忽肝风内动，抽掣绵绵不休。囟门微凸，按之甚软，微有赤色。指纹色紫为爪形。目睛昏而无神，或歪。脉浮小无根。此因虚气化不固，致肝阳上冲脑部扰及神经也。黄文卿云：此证西医已诿为不治，不知尚有救否？答曰：此证尚可为，听吾用药，当为竭力治愈。遂先用定风丹三分，水调灌下。继用生龙骨、生牡蛎、生石决明以潜其阳；钩藤钩、薄荷叶、羚羊角（锉细末三分）以息其风；生箭芪、生山药、山萸肉、西洋参以补其虚；清半夏、胆南星、粉甘草以开痰降逆和中。共煎汤多半杯，调入定风丹三分，频频灌之。二剂肝风止，又增损其方，四剂痉愈。按：黄芪治小儿百病，明载《本经》。惟此方用之，微有升阳之嫌。然《本经》又谓其主大风，肝风因虚内动者，用之即能息风可知。且与诸镇肝敛肝之药并用，若其分量止用二三钱，原有益而无损。

2. 镇风汤

小儿急惊镇风汤，胆草青黛钩羚羊
茯神僵蚕半夏赭，薄荷朱砂锈水方

主治： 小儿急惊风。其风猝然而得，四肢搐溺，身挺颈痉，神昏面热，或目睛上窜，或痰涎上壅，或牙关紧闭，或热汗淋漓。

组成： 钩藤钩三钱　羚羊角一钱，另炖兑服　龙胆草二钱　青黛二钱　清半夏二钱　生赭石二钱，轧细　茯神二钱　僵蚕二钱　薄荷叶一钱　朱砂二分，研细送服

煎服法： 磨浓生铁锈水煎药。

加减： 有因外感之热，传入阳明而得者，方中宜加生石膏；有因热疟而得者，方中宜加生石膏、柴胡。

方解： 锡纯未给出方解，试述之。急惊多因热而发，故方中用钩藤、羚角平息肝风，凉解肝热。昔日俞根初有名方传世曰"羚角钩藤汤"，取此二药凉肝增液定风，此处同理也。胆草、青黛助泻肝热，僵蚕助平肝风。同时稍佐薄荷疏肝热。肝风易引动痰浊，故半夏、赭石降痰浊上逆，且赭石可协平肝诸药降上逆之肝气。二分朱砂镇惊悸、熄肝风，入心清心热，与茯神同用宁心安神。

治痫风方

1. 加味磁朱丸

> 加味磁朱赭半夏，酒曲制丸效不差
> 铁锈汤送二钱药，方出千金法亦佳

主治： 痫风。

组成： 磁石能吸铁者，二两，研极细水飞出，切忌火煅　赭石二两　清半夏二两　朱砂一两

服法： 上药各制为细末。再加酒曲半斤，轧细过罗，可得细曲四两。炒熟二两，与生者二两，共和药为丸，桐子大。铁锈水煎汤，送服二钱，日再服。

方解： 磁石，为铁氧二种原质化合，含有磁气。其气和异性相引，同性相拒，颇类电气，故能吸铁。煅之则磁气全无，不能吸铁，用之即无效。然其石质甚硬，若生用入丸散中，必制为极细末，再以水飞之，用其随水飞出者方妥。或和水研之，若拙拟磨翳散之研飞炉甘石法，更佳。朱砂无毒，而煅之则有毒。按化学之理，朱砂原硫黄、水银二原质合成。故古方书，皆谓朱砂内含真汞，汞即水银也。若煅之，则仍将分为硫黄、水银二原质，所以有毒。又原方原用神曲，而改用酒曲者，因坊间神曲窨发皆未能

如法，多带酸味，转不若造酒曲者，业有专门，曲发甚精，用之实胜于神曲也。磁朱丸方，乃《千金方》中治目光昏耗、神水宽大之圣方也。李濒湖解曰：磁石入肾，镇养真阴，使肾水不外移。朱砂入心，镇养心血，使邪火不上侵。佐以神曲消化滞气，温养脾胃生发之气。乃道家媒合婴儿姹女之理。

2. 通变黑锡丹

> 通变黑锡痌风丹，麦曲灰铅硫化铅
> 三味和药桐子大，芒硝送服五六丸

主治：痌风。

组成：铅灰二两，研细 硫化铅一两，研细 麦曲两半，炒熟

服法：上三味，水和为丸，桐子大。每服五六丸，多至十丸。用净芒硝四五分冲水送服。若服药后，大便不利者（铅灰、硫化铅皆能涩大便），芒硝又宜多用。

方解：古方有黑锡丹，用硫黄与铅化合，以治上热下凉，上盛下虚之证，洵为良方。而犹未尽善者，因其杂以草木诸热药，其性易升浮，即不能专于下达。向曾变通其方，专用硫化铅，和熟麦曲为丸，以治痌风数日一发者，甚有效验。乃服至月余，因觉热停服，旬余病仍反复。遂又通变其方，多用铅灰，少用硫化铅，俾其久服不致生热，

加以累月之功，痫风自能除根。更佐以健脾，利痰、通络、清火之汤剂，治法尤为完善。

3. 一味铁氧汤

生用铁锈镇肝胆，痫风胁痛上焦烦
头痛眩晕气逆吐，上盛下虚补血谈

主治：痫风及肝胆之火暴动，或胁疼，或头疼目眩，或气逆喘吐，上焦烦热，至一切上盛下虚之证皆可。用其汤煎药，又兼能补养血分。

组成：长锈生铁。

煎服法：和水磨取其锈，磨至水皆红色，煎汤服之。

方解：化学家名铁锈为铁氧，以铁与氧气化合而成锈也。其善于镇肝胆者，以其为金之余气，借金以制木也。其善治上盛下虚之证者，因其性重坠，善引逆上之相火下行。相火为阴中之火，与电气为同类，此即铁能引电之理也。其能补养血分者，因人血中原有铁锈，且取铁锈嗅之，又有血腥之气，此乃以质补质，以气补气之理。且人身之血，得氧气则赤，铁锈原铁与氧气化合，故能补养血分也。西人补血之药，所以有铁酒。

医案：一六岁幼女，初数月一发痫风，后至一日数发，精神昏昏若睡，未有醒时。且两目露睛，似兼慢惊。遂先用《福幼编》治慢惊之方治之，而露睛之病除。继欲治其痫风，偶忆方书有用三家磨刀水洗疮法，因铁锈能镇肝，以其水煎药，必能制肝胆上冲之火，以熄内风。乃磨水者，但以水贮罐中，而煎药者，误认为药亦在内，遂但煎其水服之，其病竟愈。后知药未服，仍欲煎服。愚曰：磨刀水既对证，药可不服。自此日煎磨刀水服两次，连服数日，痫风永不再发。

治肢体痿废方

1. 补偏汤

补偏汤方加减多，用治偏枯法灵活
黄芪当归天花粉，天冬甘松生乳没
病左加鹿右添虎，初服蜈蚣与羌活
脉大弦硬萸龙牡，冷甚附子肉桂搁
热加石膏至一两，古方可考自有说

主治：偏枯。

组成：生黄芪一两五钱　当归五钱　天花粉四钱　天冬四钱　甘松三钱　生明乳香三钱　生明没药三钱

加减：病在左者，宜用鹿茸（汤浸，兑服）、鹿角（剉细，炙服），或鹿角胶（另炖，同服）作引。病在右者，宜用虎骨（剉细，炙服）或虎骨胶（另炖，同服）作引。初服此汤时，宜加羌活二钱、全蜈蚣一条（焙焦，研服），以祛风通络，三四剂后去之。脉大而弦硬者，宜加山萸肉（核皆去净）、生龙骨、生牡蛎各数钱，至脉见和软后去之。服之觉闷者，可佐以疏通之品，如丹参、生鸡内金（捣细）、陈皮、白芥之类，凡破气之药皆不宜用。觉热者，可将花粉、天冬加重，热甚者可加生石膏数钱，或至两许。试观《金匮》治热瘫痫有风引汤，方中石膏与寒水石并用，《千金》小续命汤为六经中风之通剂，去附子，加石膏、知母名白虎续命汤，古法可考也。觉凉者，宜去花粉、天冬。凉甚者加附子、肉桂（捣细，冲服）。

方解：偏枯之证，因其胸中大气虚损，不能充满于全身，外感之邪即于其不充满之处袭入经络，闭塞血脉，以成偏枯之证。治偏枯当补气分，亦非王清任之创论也。《金匮》治风痹身体麻木，有黄芪五物汤，方中亦以黄芪为君，实王氏补阳还五汤之权舆也。《本经》言黄芪主大风，此之谓也。甘松此前方剂已详述之，气香能通，故善助心脏之奋兴，味酸能敛，故善制脑筋之妄行，其性善化淫瘀活血脉，故能愈疼消癥，善治一切血证及风痹、痛痹痿废也。且能助心脏调脑筋，尤为痿痹之要着也。龙骨敛正气而不敛邪气，龙骨与牡蛎同用，不惟不敛邪气，转能逐邪气使之外出。龙属阳而潜于海，故其骨能引逆上之火、泛滥之水下归其宅。若与牡蛎同用，为治痰之神品。龙骨、牡蛎同用，最善理关节之痰。凡中风者，其关节间皆有顽痰凝滞，是以《金匮》风引汤治热瘫痫，而龙骨、牡蛎并用也。

不但此也，尝诊此证，左偏枯者其左脉必弦硬。右偏枯者其右脉必弦硬。夫弦硬乃肝木生风之象，其内风兼动，可知龙骨、牡蛎大能宁静内风，使脉之弦硬者变为柔和。

2. 振颓汤

> 振颓汤用治痿废，补益胸中大气亏
> 知术参芪生乳没，干姜牛膝灵仙归

主治： 痿废。

组成： 生黄芪六钱 知母四钱 野台参三钱 於术三钱 当归三钱 生明乳香三钱 生明没药三钱 威灵仙钱半 干姜二钱 牛膝四钱

加减： 热者，加生石膏数钱，或至两许。寒者去知母，加乌附子数钱。筋骨受风者，加明天麻数钱。脉弦硬而大者，加龙骨、牡蛎各数钱，或更加山萸肉亦佳。骨痿废者，加鹿角胶、虎骨胶各二钱（另炖，同服）。然二胶伪者甚多，若恐其伪，可用续断、菟丝子各三钱代之。手足皆痿者，加桂枝尖二钱。

方解： 痿证之大旨，当分为三端：有肌肉痹木，抑搔不知疼痒者。其人或风寒袭入经络，或痰涎郁塞经络，或风寒痰涎，互相凝结经络之间，以致血脉闭塞，而其原因，实由于胸中大气虚损。盖大气旺，则全体充盛，气化流通，风寒痰涎，皆不能为恙。大气虚，则腠理不固，而风寒易受，脉管湮淤，而痰涎易郁矣；有周身之筋拘挛，而不能伸者。盖人身之筋，以宗筋为主，而能荣养宗筋者，阳明也。其人脾胃素弱，不能化谷生液，以荣养宗筋，更兼内有蕴热以铄耗之，或更为风寒所袭，致宗筋之伸缩自由者，竟有缩无伸，浸成拘挛矣；有筋非拘挛，肌肉非痹木，惟觉骨软不能履地者，乃骨髓枯涸，肾虚不能作强也。故方中用黄芪以补大气，白术以健脾胃，当归、乳香、没药以流通血脉，灵仙以祛风消痰，恐其性偏走泄，而以人参之气血兼补者佐之，干姜以开气血之痹，知母以解干姜、人参之热，则药性和平，可久服而无弊。其阳明有实热者，加石膏以清阳明之热，仿《金匮》风引汤之义也。虽有实证，方中仍用干姜者，因《金匮》风引汤治热瘫痫之的方，原石膏、寒水石与干姜并用。盖二石性虽寒而味则淡，其寒也能胜干姜之热，其淡也不能胜干姜之辣。故痿证之因热者，仍可借其异常之辣味，以开气血之痹也。营卫经络有凝寒者，加附子以解营卫经络之寒，仿《金匮》近效术附汤之义也。至其脉弦硬而大，乃内风煽动，真气不固之象，故加龙骨、牡蛎以熄内风敛真气。骨痿者加鹿胶、虎胶取其以骨补骨也。筋骨受风者，加明天麻取其能搜筋骨之风，又能补益筋骨也。若其痿专在于腿，可但用牛膝以引之下行。若其人手足并痿者，又宜加桂枝兼引之上行。盖树之有枝，犹人之有指臂，故桂枝虽善降逆气，而又能引药力达于指臂间也。

3. 振颓丸

痿废重者振颓丸，参术乳没归马钱
生用蜈蚣穿山甲，并治痹症与枯偏

主治： 前证之剧者，可兼服此丸，或单服此丸亦可。并治偏枯、痹木诸证。

组成： 人参二两 於术二两，炒 当归一两 马钱子一两，法制 乳香一两 没药一两 全蜈蚣大者五条，不用炙 穿山甲一两，蛤粉炒

服法： 共轧细过罗，炼蜜为丸如桐子大。每服二钱，无灰温酒送下，日再服。

方解： 马钱子，即番木鳖，其毒甚烈，而其毛与皮尤毒。然治之有法，则有毒者，可至无毒。而其开通经络，透达关节之力，实远胜于他药也。今将制马钱子法，详载于下。庶后有用此方者，如法制之，而不至误人也。

附

制马钱子法

将马钱子先去净毛，水煮两三沸即捞出。用刀将外皮皆刮净，浸热汤中，旦、暮各换汤一次，浸足三昼夜取出。再用香油煎至纯黑色，瓣开视其中心微有黄意，火候即到。将马钱子捞出，用温水洗数次，将油洗净。再用沙土，同

入锅内炒之，土有油气，换土再炒，以油气尽净为度。

4. 姜胶膏

姜胶膏贴体受凉，阻遏气血寒伤阳
明亮水胶用四两，同熬一斤鲜生姜

主治： 用贴肢体受凉疼痛，或有凝寒阻遏血脉，麻木不仁。

组成： 鲜姜自然汁一斤　明亮水胶四两

用法： 上二味同熬成稀膏，摊于布上，贴患处，旬日一换。凡因受寒肢体疼痛，或因受寒肌肉麻木不仁者，贴之皆可治愈。即因受风而筋骨疼痛，或肌肉麻木者，贴之亦可治愈。惟有热肿疼者，则断不可用。

方解： 鲜姜之辛辣开通，热而能散，故能温暖肌肉，深透筋骨，以除其凝寒痼冷，而涣然若冰释也。用水胶者，借其黏滞之力，然后可熬之成膏也。若证因受风而得者，拟用细辛细末掺于膏药之中，或用他祛风猛悍之药，掺于其中，其奏效当更捷也。

医案：（1）有人因寝凉炕之上，其右腿外侧时常觉凉，且有时疼痛。用多方治之不效。语以此方，贴至二十日痊愈。

（2）又有人常在寒水中捕鱼，为寒水所伤。自膝下被水浸处皆麻木，抑搔不知疼痒，渐觉行动乏力。语以此方，俾用长条布摊药膏缠于腿上，其足趺、足底皆贴以此膏，亦数换而愈。

治女科方

1. 玉烛汤

> 玉烛汤治妇寒热，月事不调经水折
> 芪黄香附柴知母，归草玄参气化和

主治： 妇女寒热往来或先寒后热，汗出热解，或月事不调，经水短少。

组成： 生黄芪五钱　生地黄六钱　玄参四钱　知母四钱　当归三钱　香附三钱，醋炒　柴胡一钱五分　甘草一钱五分

加减： 汗多者，以茵陈易柴胡，再加萸肉数钱。热多者，加生杭芍数钱。寒多者，加生姜数钱。

方解： 妇女多寒热往来之证，而方书论者不一说。有谓阳分虚则头午寒，阴分虚则过午热者。夫午前阳盛，午后阳衰而阴又浸盛。当其盛时，虚者可以暂实。何以其时所现之病状，转与时成反比例也。有谓病在少阳则寒热往来，犹少阳外感之邪，与太阳并则寒，与阳明并则热者。而内伤之病，原无外邪。又何者与太阳、阳明并作寒热也。有谓肝虚则乍热乍寒者。斯说也，愚曾验过。遵《本经》山茱萸主寒热之旨，单重用山萸肉（去净核）二两煎汤，服之立愈。然此乃肝木虚极，内风将动之候，又不可以盖寻

常寒热也。盖人身之气化，原与时序之气化，息息相通。一日之午前，犹一岁之有春夏。而人身之阳气，即感之发动，以敷布于周身。妇女性多忧思，以致脏腑、经络多有郁结闭塞之处，阻遏阳气不能外达，或转因发动而内陷，或发动不遂，其发动排挤经络愈加闭塞。于是周身之寒作矣。迨阳气蓄极，终当愤发。而其愤发之机与抑遏之力，相激相荡于脏腑、经络之间，热又由兹而生。此前午之寒，所以变后午之热也。黄芪为气分之主药，能补气更能升气。辅以柴胡之轩举，香附之宣通，阳气之抑遏者，皆畅发矣。然血随气行，气郁则血必瘀，故寒热往来者，其月事恒多不调，经血恒多虚损。用当归以调之，地黄以补之，知母、元参与甘草甘苦化阴以助之，则经血得其养矣。况地黄、知母诸凉药与黄芪温热之性相济，又为燮理阴阳、调和寒热之妙品乎。至方书有所谓日晡发热者，日晡者，申时也，足少阴肾经主令之候也。其人或肾经阴虚，至此而肾经之火乘时而动，亦可治以此汤。将黄芪减半，地黄改用一两。有经闭结为癥瘕，阻塞气化作寒热者，可用后理冲汤。有胸中大气下陷作寒热者，其人常觉呼吸短气，宜用拙拟升陷汤。

2. 理冲汤

理冲闭经恶露淋，调血补虚师内经
芪术参药知花粉，鸡金三棱莪术行

主治： 妇女经闭不行或产后恶露不尽，结为癥瘕，以致阴虚作热，阳虚作冷，食少劳嗽，虚证沓来。服此汤十余剂后，虚证自退，三十剂后，瘀血可尽消。亦治室女月闭血枯。并治男子劳瘵，一切脏腑癥瘕、积聚、气郁、脾弱、满闷、痞胀、不能饮食。

组成： 生黄芪三钱　党参二钱　於术二钱　生山药五钱　天花粉四钱　知母四钱　三棱三钱　莪术三钱　生鸡内金黄者，三钱

煎服法： 用水三盅，煎至将成，加好醋少许，滚数沸服。

加减： 服之觉闷者，减去於术。觉气弱者，减三棱、莪术各一钱。泻者，以白芍代知母，於术改用四钱。热者，加生地、天冬各数钱。凉者，知母、花粉各减半，或皆不用。凉甚者，加肉桂（捣细冲服）、乌附子各二钱。瘀血坚甚者，加生水蛭（不用炙）二钱。若其人坚壮无他病，惟用以消癥瘕积聚者，宜去山药。室女与妇人未产育者，若用此方，三棱、莪术宜斟酌少用，减知母之半，加生地黄数钱，以濡血分之枯。若其人血分虽瘀，而未见癥瘕，或月信犹未闭者，虽在已产育之妇人，亦少用三棱、莪术。若病人身体羸弱，脉象虚数者，去三棱、莪术，将鸡内金改用四钱，因此药能化瘀血，又不伤气分也。迨气血渐壮，瘀血未尽消者，再用三棱、莪术未晚。若男子劳瘵，三棱、莪术亦宜少用，或用鸡内金代之亦可。

方解： 初拟此方时，原专治产后瘀血成癥瘕，后以治

206

室女月闭血枯亦效，又间用以治男子劳瘵亦效验，大有开胃进食，扶赢起衰之功。《内经》有四乌贼骨一芦茹丸，原是男女并治，为调血补虚之良方。此方窃师《内经》之意也。从来医者调气行血，习用香附，而不习用三棱、莪术。盖以其能破癥瘕，遂疑其过于猛烈。而不知能破癥瘕者，三棱、莪术之良能，非二药之性烈于香附也。愚精心考验多年，凡习用之药，皆确知其性情能力。若论耗散气血，香附犹甚于三棱、莪术。若论消磨癥瘕，十倍香附亦不及三棱、莪术也。且此方中，用三棱、莪术以消冲中瘀血，而即用参、芪诸药，以保护气血，则瘀血去而气血不至伤损。且参、芪能补气，得三棱、莪术以流通之，则补而不滞，而元气愈旺。元气既旺，愈能鼓舞三棱、莪术之力以消癥瘕，此其所以效也。

医案：一妇人，年三十余。癥瘕起于少腹，渐长而上。其当年长者稍软，隔年即硬如石。七年之间，上至心口，旁塞两肋，饮食减少，时觉昏愦；剧时昏睡一昼夜，不饮不食。屡次服药竟分毫无效。后愚为诊视，脉虽虚弱，至数不数，许为治愈，授以此方。病人自揣其病，断无可治之理，竟置不服。次年病益进，昏睡四日不醒。愚用药救醒之，遂恳切告之曰：去岁若用愚方，病愈已久，何至危困若斯。然此病尚可为，甚勿再迟延也，仍为开前方。病人喜，信愚言，连服三十余剂，磊块皆消。惟最初所结之病根，大如核桃之巨者尚在。又加生水蛭（不宜炙）一钱，服数剂痊愈。

3. 理冲丸

> 理冲丸用莪术棱，水蛭归芪知桃仁
> 月事诸病多缘血，配伍得当消癥瘕

主治： 同前证。

组成： 水蛭一两，不用炙　生黄芪一两半　生三棱五钱　生莪术五钱　当归六钱　知母六钱　生桃仁六钱，带皮尖

服法： 上药七味，共为细末，炼蜜为丸桐子大，开水送服二钱，早晚各一次。

方解： 仲景抵当汤、大黄䗪虫丸、百劳丸，皆用水蛭，而后世畏其性猛，鲜有用者，是未知水蛭之性也。《本经》曰：水蛭气味咸平无毒，主逐恶血、瘀血、月闭，破癥瘕、积聚、无子，利水道。徐灵胎注云：凡人身瘀血方阻，尚有生气者易治，阻之久则生气全消而难治。盖血既离经，与正气全不相属，投之轻药，则拒而不纳，药过峻，又转能伤未败之血，故治之极难。水蛭最善食人之血，而性又迟缓善入。迟缓则生血不伤，善入则坚积易破，借其力以消既久之滞，自有利而无害也。观《本经》之文与徐氏之注，则水蛭功用之妙，为何如哉！特是徐氏所谓迟缓善入者，人多不解其理。盖水蛭行于水中，原甚迟缓。其在生血之中，犹水中也，故生血不伤也。着人肌肉，即紧贴善入。其遇坚积之处，犹肌肉也，故坚积易消也。方中桃仁

不去皮尖者，以其皮赤能入血分，尖乃生发之机，又善通气分。杨玉衡《寒温条辨》曾有斯说。愚疑其有毒，未敢遽信。遂将带皮生桃仁，嚼服一钱，心中安然，以后始敢连皮尖用之。至于不炒用，而生用者，凡果中之仁，皆含生发之气，原可借之以流通既败之血也。徐氏《本经百种注》曰：桃得三月春和之气以生，而花鲜明似血，故凡血瘀血枯之疾，不能调和畅达者，此能入于其中而和之、散之。然其生血之功少，而去瘀之功多者，盖桃核本非血类，实不能有所补益。若癥瘕皆已败之血，非生气不能流通，桃之生气在于仁，而味苦又能开泄，故能逐旧而不伤新也。夫既借其生气以流通气血，不宜炒用可知也。若入丸剂，蒸熟用之亦可。

4. 安冲汤

安冲汤安经水久，过期不止不时漏
海蛸茜草龙牡地，术芍黄芪川断休

主治：妇女经水行时多而且久，过期不止或不时漏下。

组成：白术六钱，炒 生黄芪六钱 生龙骨六钱，捣细 生牡蛎六钱，捣细 大生地六钱 生杭芍三钱 海螵蛸四钱，捣细 茜草三钱 川续断四钱

方解：海螵蛸为乌贼鱼骨，其鱼常口中吐墨，水为之黑，故能补益肾经，而助其闭藏之用。茜草一名地血，可

以染绛，《内经》名蘆茹，即蘆茹根也。蒲留仙《聊斋志异》载，有人欲乌其须，或戏授以茜草细末，其须竟成紫髯，洗之不去。其性之收涩，亦可知也。

医案：友人刘干臣其长郎妇，经水行时，多而且久，淋漓八九日始断。数日又复如故。医治月余，初稍见轻，继又不愈。延愚诊视，观所服方，即此安冲汤，去茜草、螵蛸。遂仍将二药加人，一剂即愈。又服一剂，永不反复。干臣疑而问曰：茜草、螵蛸治此证如此效验，前医何为去之？答曰：彼但知茜草、螵蛸能通经血，而未见《内经》用此二药雀卵为丸，鲍鱼汤送下，治伤肝之病，时时前后血也。故于经血过多之证，即不敢用。不知二药大能固涩下焦，为治崩之主药也。干臣又问曰：二药既收涩若此，而又能通经络者何也？答曰：螵蛸可以磋物，故能消瘀。茜草色赤似血，故能活血。且天下妙药，大抵令人难测，如桂枝能升元气，又能降逆气，山萸肉能固脱，又能通利九窍。凡若此者，皆天生使独，而不可以气味形色推求者也。曾游东海之滨，见海岸茜草蕃生。其地适有膈上瘀血者，俾剖取茜草鲜根，煮汁，日日饮之，半月而愈。

5. 固冲汤

固冲汤方宁血崩，煅用龙牡茜草棕
萸芪术芍五倍子，热加生地凉附烹

主治： 妇女血崩。

组成： 白术一两，炒　生黄芪六钱　龙骨八钱，煅，捣细　牡蛎八钱，煅，捣细　萸肉八钱，去净核　生杭芍四钱　海螵蛸四钱，捣细　茜草三钱　棕边炭二钱　五倍子五分，轧细，药汁送服

加减： 脉象热者加大生地一两；凉者加乌附子二钱；大怒之后，因肝气冲激血崩者，加柴胡二钱。若服两剂不愈，去棕边炭，加真阿胶五钱，另炖同服。服药觉热者宜酌加生地。

方解： 血崩之症，多有因其人暴怒，肝气郁结，不能上达，而转下冲肾关，致经血随之下注者，故其病俗亦名之曰气冲。虽方中多用涩补之品，不虑于肝气郁者有妨碍者，是此证虽有因暴怒气冲而得者，然当其血大下之后，血脱而气亦随之下脱，则肝气之郁者，转可因之而开。且病急则治其标，此证诚至危急之病也。若其证初得，且不甚剧，又实系肝气下冲者，亦可用升肝气之药为主，而以收补下元之药辅之也。从前之方，龙骨、牡蛎皆生用，其理已详于理冲丸下。此方独用煅者，因煅之则收涩之力较大，欲借之以收一时之功也。

医案： 一妇人，年三十余。陡然下血，两日不止。及愚诊视，已昏愦不语，周身皆凉，其脉微弱而迟。知其气血将脱，而元阳亦脱也。遂急用此汤，去白芍，加野台参八钱、乌附子三钱。一剂血止，周身皆热，精神亦复。仍将白芍加入，再服一剂，以善其后。

附

【治老妇血崩方】

《傅青主女科》有治老妇血崩方，试之甚效。其方用生黄芪一两，当归一两（酒洗），桑叶十四片，三七末三钱（药汁送下）水煎服，二剂血止，四剂不再发。若觉热者，用此方宜加生地两许。

6. 温冲汤

温冲鹿胶乌附桂，骨脂桃仁归药茴
重用紫石英温下，虚寒不育愿能遂

主治：妇人血海虚寒不育。

组成：生山药八钱　当归身四钱　乌附子二钱　肉桂二钱，去粗皮，后入　补骨脂三钱，炒捣　小茴香二钱，炒　核桃仁二钱　紫石英八钱，煅研　真鹿角胶二钱，另炖，同服，若恐其伪可代以鹿角霜三钱。

方解：人之血海，其名曰冲。在血室之两旁，与血室相通。上隶于胃阳明经，下连于肾少阴经。有任脉以为之担任，督脉为之督摄，带脉为之约束。阳维、阴维、阳跷、阴跷，为之拥护，共为奇经八脉。此八脉与血室，男女皆有。在男子则冲与血室为化精之所，在女子则冲与血室实为受胎之处。《内经》上古通天论所谓"太冲脉盛，月事以时下，故有子"者是也。是以女子不育，多责之冲脉。郁者理之，虚者补之，风袭者祛之，湿胜者渗之，气化不固者固摄之，阴阳偏胜者调剂之。冲脉无病，未有不生育者。而愚临证实验以来，凡其人素无他病，而竟不育者，大抵因相火虚衰，以致冲不温暖者居多。因为制温冲汤一方。其人若平素畏坐凉处，畏食凉物，经脉调和，而艰于生育者，即与以此汤服之。或十剂或数十剂，遂能生育者多矣。

医案：一妇人，自二十出嫁，至三十未育子女。其夫商治于愚。因细询其性质禀赋，言生平最畏寒凉，热时亦不敢食瓜果。至经脉则大致调和，偶或后期两三日。知其下焦虚寒，因思《本经》谓紫石英"气味甘温，治女子风寒在子宫，绝孕十年无子"。遂为拟此汤，方中重用紫石英六钱，取其性温质重，能引诸药直达于冲中，而温暖之。服药三十余剂，而畏凉之病除。后数月遂孕，连生子女。益信《本经》所谓治十年无子者，诚不误也。

7. 清带汤

清带汤用龙牡茜，山药海蛸一同煎
单赤带加芍苦参，白带鹿霜白术添

主治：妇女赤白带下。

组成：生山药一两　生龙骨六钱，捣细　生牡蛎六钱，捣

细　海螵蛸四钱，去净甲，捣　茜草三钱

加减：单赤带，加白芍、苦参各二钱；单白带，加鹿角霜，白术各三钱。

方解：带下为冲任之证。而名谓带者，盖以奇经带脉，原主合同束诸脉，冲任有滑脱之疾，责在带脉不能约束，故名为带也。然其病非仅滑脱，也若滞下。然滑脱之中，实兼有瘀滞。其所瘀滞者，不外气血。而实有因寒因热之不同。此方用龙骨、牡蛎以固脱，用茜草、海螵蛸以化滞，更用生山药以滋真阴固元气。至临证时，遇有因寒者，加温热之药，因热者，加寒凉之药，此方中意也。而愚拟此方，则又别有会心也。尝考《神农本经》龙骨善开癥瘕，牡蛎善消鼠瘘，是二药为收涩之品，而兼具开通之力也。又考轩岐《内经》四乌贼鱼骨一藘茹丸，以雀卵鲍鱼汤送下，治伤肝之病，时时前后血。乌贼鱼骨即海螵蛸，茹藘即茜草，是二药为开通之品，而实具收涩之力也。四药汇集成方，其能开通者，兼能收涩，能收涩者，兼能开通，相助为理，相得益彰。此中消息之妙，有非言语所能罄者。鹿角霜系鹿角沉埋地中，日久欲腐，掘地而得者。其性微温，为补督任冲三脉之要药。盖鹿角甚硬，埋久欲腐，服之转与肠胃相宜，而易得其气化也。药房鬻者多系用鹿角煅透为霜，其性燥，不如出土者。至谓系熬鹿角胶所余之渣者，则非是。若服此汤带证未能除根者，可用此汤送服秘真丹一钱。

医案：一妇人，年二十余，患白带甚剧，医治年余不愈。后愚诊视，脉甚微弱。自言下焦凉甚，遂用此方，加干姜六钱，鹿角霜三钱，连服十剂痊愈。

8. 加味麦门冬汤

加味麦门冬桃仁，半夏山药人丹参
白芍大枣生甘草，妇女倒经功效深

主治： 妇女倒经。

组成： 干寸冬五钱，带心　野台参四钱　清半夏三钱　生山药四钱，以代粳米　生杭芍三钱　丹参三钱　甘草二钱　生桃仁二钱，带皮尖捣　大枣三枚，擘开

方解： 妇女倒经之证，陈修园《女科要旨》借用《金匮》麦门冬汤，可谓特识。然其方原治"火逆上气，咽喉不利"。今用以治倒经，必略为加减，而后乃与病证吻合也。《金匮》麦门冬汤所主之病，与妇人倒经之病迥别，但能借用之而有效验，是因冲为血海，居少腹之两旁。其脉上隶阳明，下连少阴。少阴肾虚，其气化不能闭藏以收摄冲气，则冲气易于上干。阳明胃虚，其气化不能下行以镇安冲气，则冲气亦易于上干。冲中之气既上干，冲中之血自随之上逆，此倒经所由来也。麦门冬汤，于大补中气以生津液药中，用半夏一味，以降胃安冲，且以山药代粳米，以补肾敛冲，于是冲中之气安其故宅，冲中之血，自不上逆，而循其故道矣。特是经脉所以上行者，固多因冲

气之上干，实亦下行之路，有所壅塞。观其每至下行之期，而后上行可知也。故又加芍药、丹参、桃仁以开其下行之路，使至期下行，毫无滞碍。是以其方非为治倒经而设，而略为加减，即以治倒经甚效，愈以叹经方之涵盖无穷也。倒经之证，既由于冲气、胃气上逆，大气下陷者，其气化升降之机正与之反对，何亦病倒经乎？此理甚微奥，人之大气，原能斡旋全身，为诸气之纲领。故大气常充满于胸中，自能运转胃气使之下降，镇摄冲气使不上冲。大气一陷，纲领不振，诸气之条贯多紊乱，此乃自然之理也。是知冲气、胃气之逆，非必由于大气下陷，而大气下陷者，实可致冲胃气逆也。致病之因既不同，用药者岂可胶柱鼓瑟哉。

医案： 曾治一室女，倒经年余不愈，其脉象微弱。投以此汤，服药后甚觉短气。再诊其脉，微弱益甚。自言素有短气之病，今则益加重耳。恍悟其胸中大气，必然下陷，故不任半夏之降也。遂改用拙拟升陷汤，连服十剂。短气愈，而倒经之病亦愈。

9. 寿胎丸

寿胎菟丝桑寄生，川断阿胶药力增
妇人素有滑胎病，寒热虚实加减成

主治： 滑胎。

组成：菟丝子四两，炒炖　桑寄生二两　川续断二两　真阿胶二两

服法：上药将前三味轧细，水化阿胶和为丸，一分重（干足一分）。每服二十丸，开水送下，日再服。

加减法：气虚者加人参二两，大气陷者加生黄芪三两，食少者加炒白术二两，凉者加炒补骨脂二两，热者加生地二两。

方解：菟丝无根，蔓延草木之上，而草木为之不茂，其善吸他物之气化以自养可知。胎在母腹，若果善吸其母之气化，自无下坠之虞。且男女生育，皆赖肾脏作强。菟丝大能补肾，肾旺自能荫胎也。寄生根不着土，寄生树上，又复隆冬茂盛，雪地冰天之际，叶翠子红，亦善吸空中气化之物。且其寄生于树上，亦犹胎之寄母腹中，气类相感，大能使胎气强壮，故《本经》载其能安胎。续断亦补肾之药，而其节之断处，皆有筋骨相连，大有连属维系之意。阿胶系驴皮所熬，最善伏藏血脉，滋阴补肾，故《本经》亦载其能安胎也。至若气虚者，加人参以补气。大气陷者，加黄芪以升补大气。饮食减少者，加白术以健补脾胃。凉者，加补骨脂以助肾中之阳（补骨脂善保胎修园曾详论之）。热者，加生地黄以滋肾中之阴。临时斟酌适宜，用之无不效者。

医案：友人张洁泉善针灸，其夫人索有滑胎之病。是以洁泉年近四旬，尚未育麟。偶与谈及，问何以不治。洁泉谓每次服药，皆无效验，即偶足月，产下亦软弱异常，

数日而殇。此盖关于禀赋，非药力所能挽回也。愚曰：挽回此证甚易，特视用药何如耳。时其夫人受孕三四月，遂治以此方，服药两月，至期举一男，甚强壮。

10. 安胃饮

安胃饮用夏青黛，赤脂镇逆非坠胎
煎药再调蜂蜜入，妊娠恶阻绝妙哉

主治：恶阻。

组成：清半夏一两，温水淘洗两次，毫无矾味，然后入煎 净青黛三钱　赤石脂一两

煎服法：用作饭小锅，煎取清汁一大碗，调入蜂蜜二两，徐徐温饮下。一次只饮一口，半日服尽。若服后吐仍未止或其大便燥结者，去石脂加生赭石（轧细）一两。若嫌青黛微有药味者，亦可但用半夏、赭石。

方解：《本经》谓赭石能坠胎，此方治恶阻，而有时以赭石易石脂，独不虑其有坠胎之弊乎？恶阻之剧者，饮水一口亦吐出，其气化津液不能下达。恒至大便燥结，旬余不通。其甚者，或结于幽门（胃下口）、阑门（大小肠相接处），致上下关格不通，满腹作疼，此有关性命之证也。夫病既危急，非大力之药不能挽回。况赭石之性，原非开破。其镇坠之力，不过能下有形滞物。若胎至六七个月，服之或有妨碍；至恶阻之时，不过两三个月，胎体未成，惟是

经血凝滞，赭石毫无破血之性，是以服之无妨。且呕吐者，其冲气胃气皆上逆，借赭石镇逆之力，以折其上逆之机，气化乃适得其平，《内经》所谓"有故无殒亦无殒也"。愚治恶阻之证，遇有上脘固结，旬日之间勺饮不能下行，无论水与药，入口须臾即吐出。群医束手谝谓不治，而愚放胆重用生赭石数两，煎汤一大碗，徐徐温饮下。吐止、结开、便通，而胎亦无伤。

11. 大顺汤

大顺汤可治产难，赭石当归党参涵
服药需待胎衣破，引用葵花丈菊瓣

主治： 产难，不可早服，必胎衣破后，小儿头至产门者，然后服之。

组成： 野党参－两　当归－两　生赭石二两，轧细

煎服法： 用卫足花子炒爆一钱作引，或丈菊花瓣一钱作引皆可，无二物作引亦可。

方解： 或疑赭石乃金石之药，不可放胆重用。不知赭石性至和平，虽重坠下行，而不伤气血。况有党参一两以补气，当归一两以生血。且以参、归之微温，以济赭石之微凉，温凉调和愈觉稳妥也。矧产难者非气血虚弱，即气血壅滞，不能下行。人参、当归虽能补助气血，而性皆微兼升浮，得赭石之重坠，则力能下行，自能与赭石相助为

理，以成催生开交骨之功也。至于当归之滑润，原为利产良药，与赭石同用，其滑润之力亦愈增也。卫足花即葵花，其子即冬葵子。缘此花若春日早种，当年即可结子。而用以催生，则季夏种之，经冬至明年结子者尤效，故名曰冬葵子。至于丈菊茎长丈许，干粗如竹，叶大如苘，花大如盘盂，单瓣黄色，其花心成窠如蜂房。迨中心结子成熟，而周遭花瓣不凋枯。一名迎阳花，一名西番葵，俗呼为向日葵。丈菊之花，有坠胎之弊，亦有催生功效。其子则用之无效，惟治淋有效。至于卫足之子，用锅炒爆其甲。朝种之，暮即生出土外。物生之神速，以此为最，故尤为催生之炒品也。

医案：（1）族侄妇，临盆两日不产。用一切催生药，胎气转觉上逆。为制此汤，一剂即产下。

（2）一妇人，临产交骨不开，困顿三日，势甚危急。亦投以此汤，一剂而产。自拟得此方以来，救人多矣。放胆用之，皆可随手奏效。

12. 和血息风汤

和血息风芪川芎，荆防归芍胶桃红
产后受风发抽搐，祛除风邪气血荣

主治： 产后受风发搐。

组成： 当归一两　生黄芪六钱　真阿胶四钱，不炒　防风

三钱　荆芥三钱　川芎三钱　生杭芍二钱　红花一钱　生桃仁钱半，带皮尖捣

方解：此方虽治产后受风，而实以补助气血为主。盖补正气，即所以逐邪气，而血活者，风又自去也（血活风自去方书成语）。若产时下血过多或发汗过多，以致发搐者，此方仍不可用，为其犹有发表之药也，当滋阴养血，以荣其筋，熄其内风，其搐自止。若血虚而气亦虚者，又当以补气之药辅之。而补气之药以黄芪为最，因黄芪不但补气，实兼能治大风也（《本经》谓黄芪主大风）。

医案：（1）一妇人，产后七八日发搐，服发汗之药数剂不效。询方于愚，因思其屡次发汗不效，似不宜再发其汗，以伤其津液。遂单用阿胶一两，水溶化，服之而愈。

（2）一妇人，产后十余日，周身汗出不止，且发搐。治以山萸肉（去净核）、生山药各一两，煎服两剂，汗止而搐亦愈。

13. 滋阴清胃汤

滋阴清胃用玄参，芍归甘草白茅根
产后温病表里热，临证药用本经遵

主治：产后温病，阳明腑实，表里俱热者。

组成：玄参两半　当归三钱　生杭芍四钱　甘草钱半　茅根二钱

煎服法：上药五味，煎汤两盅，分二次温服，一次即愈者，停后服。

方解：产后忌用寒凉，而温热入阳明腑后，又必用寒凉方解，因此医者恒多束手。不知石膏、玄参《本经》皆明载治产乳。是以热入阳明之重者，可用白虎加人参以山药代粳米汤，更以玄参代知母。其稍轻者，治以此汤，皆可随手奏效。愚用此两方，救人多矣。临证者当笃信《本经》，不可畏石膏、玄参之寒凉也。况石膏、玄参，《本经》原皆谓其微寒，并非甚寒凉之药也。

14. 滋乳汤

滋乳芪归玄知母，路通留行炮甲珠
丝瓜瓤用以作引，再加猪蹄两个煮

主治：少乳。

组成：生黄芪一两　当归五钱　知母四钱　玄参四钱　穿山甲二钱，炒捣　路路通大者三枚，捣　王不留行四钱，炒

煎服法：用丝瓜瓤作引，无者不用亦可。若用猪前蹄两个煮汤，用以煎药更佳。

方解：乳少由于气血虚或经络瘀者，服此汤皆有效验。

15. 消乳汤

消乳汤用炮山甲，瓜蒌知母翘银花
乳没丹参行气血，乳痈肿疼疮疡拔

主治： 结乳肿疼或成乳痈新起者，一服即消。若已作脓，服之亦可消肿止疼，俾其速溃。并治一切红肿疮疡。

组成： 知母八钱　连翘四钱　金银花三钱　穿山甲二钱，炒捣　栝蒌五钱，切丝　丹参四钱　生明乳香四钱　生明没药四钱

医案： 在德州时，有张姓妇，患乳痈，肿疼甚剧。投以此汤，两剂而愈。然犹微有疼时，怂恿其再服一两剂，以消其芥蒂。以为已愈，不以为意。隔旬日，又复肿疼，复求为治疗。愚曰：此次服药不能尽消，必须出脓少许，因其旧有芥蒂未除，至今已溃脓也。后果服药不甚见效。遂入西医院中治疗，旬日后，其疮外破一口，医者用刀阔之，以期便于敷药。又旬日，内溃益甚，满乳又破七八个口，医者又欲尽阔之使通。病人惧，不敢治。强出院还家，复求治于愚。见其各口中皆脓、乳并流，外边实不能敷药。然内服汤药，助其肌肉速生，自能排脓外出，许以十日可为治愈。遂将内托生肌散，作汤药服之，每日用药一剂，煎服二次，果十日痊愈。

16. 升肝舒郁汤

升肝舒郁治阴挺，肝虚郁滞状结筋
柴芪芎归知乳没，治肝补舒养调宁

主治：妇女阴挺，亦治肝气虚弱，郁结不舒。

组成：生黄芪六钱　当归三钱　知母三钱　柴胡一钱五分　生明乳香三钱　生明没药三钱　川芎一钱五分

方解：肝主筋，肝脉络阴器，肝又为肾行气。阴挺自阴中挺出，形状类筋之所结。病之原因，为肝气郁而下陷无疑也。故方中黄芪与柴胡、芎䓖并用，补肝即以舒肝，而肝气之陷者可升。当归与乳香、没药并用，养肝即以调肝，而肝气之郁者可化。又恐黄芪性热，与肝中所寄之相火不宜，故又加知母之凉润者，以解其热也。

医案：一妇人，年三十余。患此证，用陈氏《女科要旨》治阴挺方，治之不效。因忆《傅青主女科》有治阴挺之方，其证得之产后。因平时过怒伤肝，产时又努力太过，自产门下坠一片，似筋非筋，似肉非肉，用升补肝气之药，其证可愈。遂师其意，为制此汤服之。数剂即见消，十剂痊愈。

17. 资生通脉汤

资生通脉术龙眼，鸡金玄芍萸怀山
枸杞桃红甘草入，室女月闭血枯干

主治： 室女月闭血枯，饮食减少，灼热咳嗽。

组成： 白术三钱，炒　生怀山药一两　生鸡内金二钱，黄色的　龙眼肉六钱　山萸肉四钱，去净核　枸杞果四钱　玄参三钱　生杭芍三钱　桃仁二钱　红花钱半　甘草二钱

加减： 灼热不退者，加生地黄六钱或至一两。咳嗽者，加川贝母三钱，米壳二钱（嗽止去之）。泄泻者，去玄参，加熟地黄一两，云苓片二钱，或更酌将白术加重。服后泻仍不止者，可于服药之外，用生怀山药细末煮粥，搀入捻碎熟鸡子黄数枚，用作点心，日服两次，泻止后停服。大便干燥者，加当归、阿胶各数钱。小便不利者，加生车前子三钱（装袋），地肤子二钱或将芍药（善治阴虚小便不利）加重。肝气郁者，加生麦芽三钱，川芎、莪术各一钱。汗多者，将萸肉改用六钱，再加生龙骨、生牡蛎各六钱。

方解： 室女月闭血枯，服药愈者甚少，非其病难治，实因治之不得其法也。《内经》谓"二阳之病发心脾，有不得隐曲，在女子为不月。"夫二阳者，阳明胃腑也。胃腑有病，不能消化饮食，推其病之所发，在于心脾。又推其心脾病之所发，在于有不得隐曲（凡不能自如者，皆为不得

隐曲）。盖心主神，脾主思，人有不得隐曲，其神思郁结，胃腑必减少酸汁（化食赖酸汁，欢喜则酸汁生者多，忧思则酸汁生者少），不能消化饮食，以生血液，所以在女子为不月也。夫女子不月，既由于胃腑有病，不能消化饮食。治之者，自当调其脾胃，使之多进饮食，以为生血之根本。故方中用白术以健胃之阳，使之腘动有力（饮食之消亦仗胃有动）。山药、龙眼肉，以滋胃之阴，俾其酸汁多生。鸡内金原含有酸汁，且能运化诸补药之力，使之补而不滞。血虚者必多灼热，故用玄参、芍药以退热。又血虚者，其肝肾必虚，故用萸肉、枸杞以补其肝肾。甘草为补脾胃之正药，与方中萸肉并用，更有酸甘化阴之妙。桃仁、红花为破血之要品，方中少用之，非取其破血，欲借之以活血脉通经络也。

医案： 沧州曹姓女，年十六岁，天癸犹未至。饮食减少，身体羸瘦，渐觉灼热。其脉五至，细而无力。治以资生通脉汤，服至五剂，灼热已退，饮食加多。遂将方中玄参、芍药各减一钱，又加当归、怀牛膝各三钱。服至十剂，身体较前胖壮，脉象亦大有起色。又于方中加樗鸡（俗名红娘虫）十枚，服至七八剂，天癸遂至。遂减去樗鸡，再服数剂，以善其后。

治眼科方

1. 蒲公英汤

蒲公英汤治眼疾，虚火实热均可医
煎汤两碗内外用，胀赤肿疼诸症息

主治： 眼疾肿疼，或肉遮睛，或赤脉络目，或目睛胀疼，或目疼连脑，或羞明多泪，一切虚火实热之证。

组成： 鲜蒲公英四两，根叶茎花皆用，花开残者去之，如无鲜者，可用干者二两代之。

用法： 上一味煎汤两大碗，温服一碗。余一碗乘热熏洗（按：目疼连脑者，宜用鲜蒲公英二两，加怀牛膝一两煎汤饮之）。

方解： 蒲公英遍地皆有，仲春生苗，季春开花色正黄，至初冬其花犹有开者，状类小菊，其叶似大蓟，田家采取生啖，以当菜蔬。其功长于治疮，能消散痈疔毒火，然不知其能治眼疾也。使人皆知其治眼疾，如此神效，天下无瞽目之人矣。

医案： 此方得之于俊卿，言其母尝患眼疾，疼痛异常，经延医调治，数月不愈，有高姓媪，告以此方，一次即愈。愚自得此方后，屡试皆效。

2. 磨翳水

主治：目翳遮睛。

组成：生炉甘石一两　硼砂八钱　胆矾二钱　薄荷叶三钱　蝉蜕三钱，带全足去翅土

用法：上药五味，将前三味药臼捣细，再将薄荷、蝉蜕煎水一大盅，用其水和所捣药末，入药钵内研至极细，将浮水者随水飞出，连水别贮一器，待片时，将浮头清水，仍入钵中，和所余药渣研细，仍随水飞出，如此不计次数，以飞净为度。若飞过者还不甚细，可再研再飞，以极细为度。制好连水贮瓶中，勿令透气。用时将瓶中水药调匀，点眼上，日五六次。若目翳甚厚，已成肉螺者，加真藏硇砂二分，另研调和药水中。此方效力全在甘石生用，然生用则质甚硬，又恐与眼不宜，故必如此研细水飞，然后可以之点眼。

3. 磨翳散

主治：目睛胀疼，或微生云翳，或赤脉络目，或目眦溃烂，或偶因有火视物不真。

组成：生炉甘石三钱　硼砂二钱　黄连一钱　人指甲五分，锅焙脆，无翳者不用

用法：上药先将黄连捣碎，泡碗内，冷时两三日，热时一日，将泡黄连水过罗，约得清水半茶盅，再将余三味捣细，和黄连水入药钵中研之，如研前药之法，以极细为度。研好连水带药，用大盘盛之。白日置阴处晾之，夜则露之，若冬日微晒亦可。若有风尘时，盖以薄纸。俟干，贮瓶中，勿透气。用时凉水调和，点眼上，日三四次。若有目翳，人乳调和点之。若目翳大而厚者，不可用黄连水研药，宜用蝉蜕（带全足去翅土）一钱，煎水研之。盖微茫之翳，得清火之药即退。若其翳已遮晴，治以黄连成冰翳，而不能消矣。

4. 明目硼硝水

明目硼硝治疾发，肿痛渐至目昏花
凉水研磨融二药，用点眼上云翳化

主治：眼疾暴发红肿疼痛。或眦多胬肉，或渐生云翳及因有火而眼即发干昏花者。

组成：硼砂五钱　芒硝三钱，硝中若不明亮用水化开澄去其中泥土

用法： 上药和凉水多半盅，研至溶化。用点眼上，一日约点三十次。若陈目病一日点十余次。冬日须将药碗置热水中，候温点之。

5. 清脑黄连膏

清脑黄连走鼻窍，膏由薄荷香油调
目脑鼻本联通理，眼疾生热闻此消

主治： 眼疾由热者。

组成： 黄连二钱

用法： 为细末，香油调如薄糊，常常以鼻闻之，日约二三十次。勿论左右眼患证，应须两鼻孔皆闻。

方解： 目系神经连于脑，脑部因热生炎，病及神经，必生眼疾。彼服药无捷效者，因所用之药不能直达脑部故也。愚悟得此理，借鼻窍为快捷，以直达于脑。凡眼目红肿之疾，及一切目疾之因热者，莫不随手奏效。

6. 益瞳丸

益瞳丸治眼力昏，瞳散疲乏视不真
柏子荑肉菟丝子，羊肝一具人玄参
热甚羊肝胆汁和，朱砂包丸效力纯

主治： 目瞳散大昏耗，或觉视物乏力。

组成： 萸肉二两，去净核　野台参六钱　柏子仁一两，炒　玄参一两　菟丝子一两，炒　羊肝一具，切片焙干

服法： 上药共为细末，炼蜜为丸桐子大。每服三钱，开水送下，日两次。

医案： 一妇人，年三旬。瞳子散大，视物不真，不能针黹。屡次服药无效，其脉大而无力。为制此丸，服两月痊愈。

7. 羊肝猪胆丸

见益瞳丸。

主治： 同前证，因有热而益甚者。

组成： 羊肝一具，切片晒干，冬日可用，慢火焙干

服法： 上一味轧细，用猪胆汁和为丸，桐子大，朱砂为衣。每服二钱，开水送下，日再服。

🔥 **按：** 此方若用熊胆为丸更佳，而内地鲜熊胆不易得，至干者又难辨其真伪，不如径用猪胆汁为稳妥也。

治咽喉方

咀华清喉丹

> 咀华清喉治肿疼，生地一两钱半硼
> 生地裹砂嚼细下，滋阴清热润喉咙

主治：咽喉肿疼。

组成：大生地黄一两，切片　硼砂钱半，研细

服法：将生地黄一片，裹硼砂少许，徐徐嚼细咽之，半日许宜将药服完。

方解：生地黄之性能滋阴清火，无论虚热实热服之皆宜。硼砂能润肺，清热化痰，消肿止疼。二药并用，功力甚大。而又必细细嚼服者，因其病在上，煎汤顿服，恐其力下趋，而病转不愈。且细细嚼咽，则药之津液常清润患处也。此方愚用之屡矣，随手奏效者不胜计矣。咽喉之证，有热有凉，有外感有内伤。《白喉忌表抉微》一书，此时盛行于世。其所载之方，与所载宜用、宜忌之药，皆属稳善。惟其持论，与方中所用之药，有自相矛盾处。谆谆言忌表矣，而其养阴清肺汤，用薄荷二钱半，岂非表药乎？至于他方中，所用之葛根、连翘亦发表之品也。盖白喉之证，原亦温病之类。人之外肤肺主之，人之内肤三焦主之。盖

此证心肺先有蕴热，外感之邪又袭三焦，而内逼心肺。则心肺之热，遂与邪气上并，而现证于喉。既有外邪，原宜发表，因有内热，实大忌用辛热之药发表。惟薄荷、连翘诸药，辛凉宣通，复与大队凉润之药并用，既能散邪，尤能清热，所以服之辄效也。若其内热炽盛，外感原甚轻者，其养阴清肺汤亦可用，特其薄荷，宜斟酌少用，不必定用二钱半也。至谓其喉间肿甚者加煅石膏四钱，微有可议。夫石膏之性，生则散、煅则敛。炽盛之火散之则消，敛之则实，此又不可不知也。况石膏生用，原不甚凉，故《本经》谓微寒，又何必如此之小心乎。今将其养阴清肺汤，详录于下，以备采用。

附

【养阴清肺汤】

组成： 大生地一两　寸麦冬六钱　生白芍四钱　薄荷二钱半　玄参八钱　丹皮四钱　贝母四钱　生甘草二钱

加减： 喉间肿甚者，加生石膏（原用煅石膏）四钱。大便燥结者，加清宁丸二钱、玄明粉二钱。胸下胀闷，加神曲、焦山楂各二钱。小便短赤者，加木通、泽泻各一钱，知母二钱。燥渴者，加天冬、马兜铃各三钱。面赤身热，或舌苔黄色者，加金银花四钱，连翘二钱。白喉之证，间有服《白喉忌表抉微》诸方不效，而反加剧者。

治牙疳方

1. 古方马乳饮

> 青腿牙疳马乳饮，上热下寒二毒侵
> 寒湿痰结青腿肿，湿热上蒸牙疳临

主治： 青腿牙疳。

组成： 青白马乳

服法： 用青白马乳，早午晚随挤随服甚效。如无青白马，杂色马亦可。若马乳自他处取来，可将碗置于开水盆中温之。

方解： 此方出于《医宗金鉴》，其原注云：此证自古方书罕载其名。仅传于雍正年间。陶起麟谓：凡病腿肿色青者，其上必发牙疳，凡病牙疳腐血者，其下必发青腿，二者相因而至。推其病原，皆因上为阳火炎炽，下为阴寒闭郁，以至阴阳上下不交，各自为寒为热，凝结而生此证也。相近内地亦间有之，边外虽亦有，而不甚多，惟内地人初居边外，得此证者十居七八。盖内地之人，本不耐边外严寒，更不免坐卧湿地，故寒湿之痰生于下，致腿青肿。其病形如云片，色似茄黑，肉体顽硬，所以步履艰难也。又缘边外缺少五谷，多食牛羊等肉，其热与湿合蒸，瘀于胃中，毒火上熏，致生牙疳。牙龈浮肿出血，若穿腮破唇，腐烂色黑，即为危候。惟相传有服马乳之法，用之颇有效验云云。

附

【治青腿牙疳方】

此证愚未见过，友人毛仙阁曾遇此证治愈。其方愚犹记其大概，爰列于下，以备采用。

组成：金银花五钱　连翘三钱　菊花三钱　明乳香四钱　明没药四钱　怀牛膝五钱　山楂片三钱　真鹿角胶四钱，捣为细末，分两次用头煎、二煎汤药送服

按：此方若服之出汗，即可见愈。然方中连翘、菊花发汗之力甚微，恐服之不能出汗，当于服药之后，再服西药阿司匹林一瓦，则无不出汗矣。至汗后服第二剂时，宜将菊花减半。

2. 牙疳散

牙疳外用药散敷，五厘牛黄同珍珠
二钱甘石二分砂，研细为末日三涂

组成：煅甘石二钱　镜面朱砂二分　牛黄五厘　珍珠五厘，煅

共研细，日敷三次。

3. 牙疳敷藤黄法

走马牙疳敷藤黄，药味酸涩性寒凉
谬误亦有真理出，偶得外科绝妙方

己巳春，阅沪上《幸福医学报》，载有时贤章成之言，
有误用藤黄。治愈走马牙疳之事，甚为奇异。兹特录其原
文于下，以供医界之研究。

《幸福报》原文：丁卯三月，余偕友数人，偶至仁溏观
优。有潘氏子，年四岁，患走马牙疳。起才三日，牙龈腐
化，门牙已脱数枚，下唇已溃穿，其势甚剧。问尚有可救
之理否。询其由，则在发麻之后。实为邪热入胃，毒火猖
狂，一发难遏，证情危险。告以只有白马乳凉饮，并不时
洗之，涂以人中白，内服大剂白虎汤，或有可救。但势已
穿唇，效否不敢必耳。因书生石膏、生知母、生打寒水石、
象贝等为方与之。其时同游者，有老医倪君景迁，因谓之
曰，牛黄研末，外掺腐烂之处，亦或可治。遂彼此各散。
后数日，则此儿竟已痊愈，但下唇缺不能完。因询其用何
物疗治，乃得速效若斯。则曰，用倪先生说，急购藤黄屑
而掺之，果然一掺腐势即定，血水不流，渐以结靨落痂，
只三日耳。内服石膏等一方，亦仅三服，此儿获愈，诚二
位先生再造之恩也云云。因知乡愚无识，误听牛黄为藤黄。
然以此一误，而竟治愈极重之危证。开药学中从古未有之

实验，胡可以不志也。尝考李氏《纲目》蔓草中曾载藤黄，而功用甚略。至赵恕轩《本草纲目拾遗》言之甚详。虽曰有毒，而可为内服之品，且引《粤志》谓其性最寒，可治眼疾，味酸涩，治痈肿，止血化毒，敛金疮，能除虫，同麻油白腊熬膏，敷金疮汤火等伤，止疼收口，其效如神。而其束疮消毒之用又甚多，可知此药，竟是外科中绝妙良药。而世多不知用者，误于李氏《海药本草》有毒之两字。而张石顽更以能治蛀齿，点之即落，而附会为毒，损骨伤肾，于是畏之甚于蛇蝎，实不知石顽不可信。今之画家，常以入口，虽曰与花青并用，可解其毒，余以为亦理想之谈耳。既曰性寒，毒于何有。然后知能愈牙疳，正是寒凉作用。且其味酸涩，止血、止疼、收口、除虫皆其能治牙疳之切实发明也。

按：走马牙疳之原因，有内伤外感之殊。得于由内伤者轻而缓，由外感者重而急。此幼童得于麻疹之后，其胃中蕴有瘟毒上攻，是以三日之间，即腐烂如此。幸内服石膏、寒水石，外敷藤黄，内外夹攻，皆中要肯，是以其毒易消，结痂亦在三日内也。若当牙疳初起之时，但能用药消其内蕴之毒热，即外不敷药，亦可治愈。曾治天津竹远里，于氏幼童，年六七岁，身出麻疹，旬日之外热不退，牙龈微见腐烂。其家人惧甚，恐成走马牙疳，急延愚为诊视。脉象有力而微弦，知毒热虽实，因病久者，气分有伤也。问其大便，三日未行。遂投以大剂白虎加人参汤，方中生石膏用三两，野党参用四钱，又加连翘数钱，以托疹毒外出。煎汤三茶盅，俾分三次温饮下。又用羚羊角一钱，煎水一大茶盅，分数次当茶饮之，尽剂热退而病愈。牙龈腐烂之外，亦遂自愈。

治疮科方

1. 消瘰丸

> 消瘰丸能消瘰疬，棱术乳没龙胆芪
> 血竭牡蛎玄浙贝，海带汤服去瘰疾

主治：瘰疬。

组成：牡蛎煅，十两　生黄芪四两　三棱二两　莪术二两　朱血竭一两　生明乳香一两　生明没药一两　龙胆草二两　玄参三两　浙贝母二两

煎服法：上药十味，共为细末，蜜丸桐子大。每服三钱，用海带五钱，洗净切丝，煎汤送下，日再服。

方解：瘰疬之证，多在少年妇女，日久不愈，可令信水不调，甚或有因之成劳瘵者。其证系肝胆之火上升，与痰涎凝结而成。初起多在少阳部位，或项侧，或缺盆，久则渐入阳明部位。一颗垒然高起者为瘰，数颗历历不断者为疬。身体强壮者甚易调治。此方重用牡蛎、海带，以消痰软坚，为治瘰疬之主药，恐脾胃弱者，久服有碍，故用

黄芪、三棱、莪术以开胃健脾（三药并用能开胃健脾，十全育真汤下曾详言之），使脾胃强壮，自能运化药力，以达病所。且此证之根在于肝胆，而三棱、莪术善理肝胆之郁。此证之成，坚如铁石，三棱、莪术善开至坚之结。又佐以血竭、乳香、没药，以通气活血，使气血毫无滞碍，瘰自易消散也。而犹恐少阳之火炽盛，加胆草直入肝胆以泻之，玄参、贝母清肃肺金以镇之。且贝母之性，善于疗郁结利痰涎，兼主恶疮。玄参之性，《名医别录》谓其散颈下核，《开宝本草》谓其主鼠瘘，二药皆善消瘰可知。血竭，色赤味辣。色赤故入血分，味辣故入气分，其通气活血之效，实较乳香、没药为尤捷。诸家本草，未尝言其辣，且有言其但入血分者，皆未细心实验也。然此药伪者甚多，必未研时微带紫黑，若血干之色。研之红如鸡血，且以置热水中则溶化，须臾复凝结水底成块者，乃为真血竭。

医案：（1）曾治一少年，项侧起一瘰疬，其大如茄，上连耳，下至缺盆。求医治疗，言服药百剂，亦不能保其必愈。而其人家贫佣力，为人芸田，不惟无钱买如许多药，即服之亦不暇。然其人甚强壮，饮食甚多，俾于一日三餐之时，先用饭汤送服煅牡蛎细末七八钱，一月之间消无芥蒂。

（2）又治一妇人，在缺盆起一瘰疬，大如小橘。其人亦甚强壮无他病，俾煮海带汤，日日饮之，半月之间，用海带二斤而愈。若身体素虚弱者，即煮牡蛎、海带，但饮其汤，脾胃已暗受其伤。盖其咸寒之性，与脾胃不宜也。

（3）族侄女患此证，治数年不愈。为制此方，服尽一料而愈。

2. 消瘰膏

消瘰膏用生马钱，山甲夏遂皂角先
香油煎枯黄丹入，火候到时血竭添

主治： 瘰疬。

组成： 生半夏一两　生山甲三钱　生甘遂一钱　生马钱子四钱，剪碎　皂角三钱　朱血竭二钱

用法： 上药前五味，用香油煎枯，去渣，加黄丹收膏，火候到时将血竭研细搀膏中熔化，和匀，随疮大小摊作膏药。临用时每药一帖加麝香少许。

医案： 友人之女年五岁。项间起瘰疬数个，年幼不能服药，为制此药，贴之痊愈。凡膏药中用黄丹，必以火炒过，然后以之熬膏，其胶黏之力始大。而麝香不早加入膏药中者，以麝香忌火也。

3. 化腐生肌散

化腐生肌煅炉甘，乳没雄黄冰片掺
硼砂硇砂治瘰疬，溃烂擦药需细研

主治： 瘰已溃烂者，用此药擦之。他疮破后者亦可用之。

组成： 炉甘石六钱，煅　乳香三钱　没药三钱　明雄黄二钱　硼砂三钱　硇砂二分　冰片三分

用法： 共研细，收贮瓶中勿令透气。日擦患处三四次，用此药长肉。将平时收口不速者，可加珍珠一分，煅研细挽入，其煅法详护眉神应散后。

4. 内托生肌散

内托生肌天花粉，芪草乳没芍丹参
瘰疬疮疡破溃后，不敛尤能胜八珍

主治： 瘰疮疡破后，气血亏损不能化脓生肌。或其疮数年不愈，外边疮口甚小，里边溃烂甚大，且有串至他处不能敷药者。

组成： 生黄芪四两　甘草二两　生明乳香一两半　生明没药一两半　生杭芍二两　天花粉三两　丹参一两半

服法： 上七味共为细末，开水送服三钱，日三次。若将散剂变作汤剂，须先将花粉改用四两八钱，一剂分作八次煎服，较散剂生肌尤速。

方解： 从来治外科者，于疮疡破后不能化脓生肌者，不用八珍即用十全大补。不知此等药若遇阳分素虚之人服之犹可，若非阳分素虚或兼有虚热者，连服数剂有不满闷

烦热，饮食顿减者乎？夫人之后天，赖水谷以生气血，赖气血以生肌肉，此自然之理也。而治疮疡者，欲使肌肉速生，先令饮食顿减，斯犹欲树之茂而先戕其根也。虽疮家阴证，亦可用辛热之品，然林屋山人阳和汤，为治阴证第一妙方，而重用熟地一两以大滋真阴，则热药自无偏胜之患，故用其方者，连服数十剂而无弊也。如此方重用黄芪，补气分以生肌肉，有丹参以开通之，则补而不滞，有花粉、芍药以凉润之，则补而不热，又有乳香、没药、甘草化腐解毒，赞助黄芪以成生肌之功。况甘草与芍药并用，甘苦化合味同人参，能双补气血，则生肌之功愈速也。至变散剂为汤剂，花粉必加重者，诚以黄芪煎之则热力增，花粉煎之则凉力减，故必加重而其凉热之力始能平均相济也。至黄芪必用生者，因生用则补中有宣通之力，若炙之则一于温补，固于疮家不宜也。

医案：一人年二十余。因抬物用力过度，腰疼半年不愈。忽于疼处发出一疮，在脊梁之旁，微似红肿，状若覆盂，大径七寸。疡医以为腰疼半年，始现此疮，其根蒂必深而难治。且其内外发热，饮食懒进，舌苔黄厚，脉象滑数。知其证兼外感实热，投以白虎加人参汤，热退能食。数日，又复虚汗淋漓，昼夜不止，遂用龙骨、牡蛎（皆不用煅）、生杭芍、生山药各一两为方，两剂汗止。继治以清火、消肿、解毒之药，若拙拟消乳汤，去栝蒌加金线重楼、三七（冲服）之类，更加鹿角霜钱许，以引经。惟消乳汤以知母为君重八钱，兹则所用不过五六钱。外用五倍子、

三七、枯矾、金线重楼、白及为末，以束其根；乳香、没药、雄黄、金线重楼、三七为末，以敷其顶，皆用醋调之。旬日疮消三分之二，其顶甚软。遂以乌金膏（以雄黄炒巴豆仁至黑色，研细，名乌金膏）调香油敷其软处。二日，疮破出稠脓若干。将此内托生肌散改作汤剂投之，外敷拙拟化腐生肌散。七八日间疮口长平，结痂而愈。徐灵胎治疮最重围药。以围药束住疮根，不使毒势散漫，又能阻隔周身之热力不贯注于疮，则疮必易愈。愚治此疮所用束根之药，实师徐氏之意也。

5. 洗髓丹

洗髓丹治杨梅疮，核桃轻红粉蜂房
枣肉团做黄豆大，陈新轻剧效皆强

主治：杨梅疮毒蔓延周身，或上至顶，或下至足，或深入骨髓，无论陈、新、轻、剧，服之皆有奇效。三四日间疮痂即脱落。

组成：净轻粉二钱，炒至光色减去三分之二，研细，盖此药炒之则烈性少缓，若炒之过度，又恐无力，火候宜中，用其大片即净轻粉 净红粉一钱，研细，须多带紫黑片者用之，方有效验 露蜂房如拳大者一个，大者可用一半，小者可用两个，炮至半黑半黄色，研细，炮时须用物按之着锅 核桃十个，去皮捣碎，炮至半黑半黄色，研细，纸包数层，压去其油，盖油多即不好为丸用

服法：上诸药用熟枣肉为丸，黄豆粒大，晒干，分三次服之。服时，须清晨空心，开水送下，至午后方可饮食，忌腥半月。服后，口含柳棍，有痰涎即吐出，愈多吐愈好。睡时将柳棍横含，两端各系一绳，两绳之端结于脑后，防睡着掉落。又须将柳棍勤换，即将药服完仍须如此，必待不吐痰涎时，方可不含柳棍。其药日服一次，若恶心太甚者，可间日一服。制此药时，须自经手，将轻粉、红粉称极准，其秤当以库秤为定法，轻粉须称准后再炒。

方解：杨梅之毒先中于精室之中，其处在大肠之前膀胱之后，有脂膜两片相并。在男子为精室，在女子为血室，原男以化精，女以系胞之所。此与下焦脂膜相连，其毒即可由下焦蔓延于中焦、上焦以外达周身。且下焦脂膜与肠相连，其毒可由下焦而入肠。中焦脂膜络脾连胃，其毒可由中焦脂膜入脾以达于胃，或由与胃相连处直达于胃。夫毒在肠胃可用降药下之，而其散漫于周身者不能下也。且精室通肾，肾原主骨，而其毒之由肾入骨者不能下也。惟轻粉系水银同矾石升炼而成，红粉亦系水银同矾石、硝石诸药升炼而成，其质本重坠，故能深入，其成于升炼，故能飞扬。是以内浃骨髓，中通脏腑，外达皮肤，善控周身之毒涎，借径于阳明经络，自齿龈（上龈属足阳明下龈属手阳明）而出也。蜂房，能引人身之毒涎透退出口齿，且有以毒攻毒之妙用，为轻粉、红粉之佐使。毒涎之出者愈多，即内毒之消者愈速矣。核桃仁润而多脂，性能补骨益髓可知。

且又善解疥癣之毒，其能解他疮之毒亦可知。加于此药之中，补正兼以逐邪，毒之深入骨髓者亦不难消除矣。至于丸以枣肉，取其甘缓之性，能缓二粉之猛悍，又能补助肠胃使不为毒药所伤也。服药之后，其牙龈必肿，间有烂者，因毒涎皆从此出故也。然内毒既清，外证不治自愈，或用甘草、硼砂、金银花熬水漱之亦可。此方，人多有疑其服之断生育者，非也。轻粉虽烈，煅之则烈性顿减，红粉虽性近轻粉而止用一钱，且分作三日服之，又有枣肉之甘缓以解毒，核桃仁多用至十枚，峻补肾经以防患，配合得宜，服之自有益无害。愚用此方屡矣，服后生男女者，不胜纪也。

杂 录

1. 服硫黄法

硫黄生用治沉寒，功胜桂附非虚谈

其毒不过因热耳，按法服之体自安

尝观葛稚川《肘后方》，首载扁鹊玉壶丹，系硫黄一味九转而成。治一切阳分衰惫之病。而其转法所需之物颇难备具，今人鲜有服者。愚临证实验以来，觉服制好之熟硫黄，犹不若径服生者其效更捷。盖硫黄制熟则力减，少服无效，多服又有燥渴之弊，服生硫黄少许，即有效而又无他弊也。十余年间，用生硫黄治愈沉寒锢冷之病不胜计。盖硫黄原无毒，其毒也即其热也，使少服不令觉热，即于人分毫无损，故不用制熟即可服，更可常服也。且自古论硫黄者，莫不谓其功胜桂、附，惟径用生者系愚之创见，而实由自家徐徐尝验，确知其功效甚奇，又甚稳妥，然后敢以之治病。古方中硫黄皆用石硫黄，而今之硫黄皆出于石，其色黄而亮，砂粒甚大，且无臭气者即堪服食。且此物燃之虽气味甚烈，嚼之实无他味。无论病在上在下，皆宜食前嚼服，服后即以饭压之。若不能嚼服者，为末开水送服亦可，且其力最长，即一日服一次，其热亦可昼夜不歇。今邑中日服生硫黄者数百人，莫不饮食加多，身体强壮，皆愚为之引导也。

医案：一孺子三岁失乳。频频滑泻，米谷不化，瘦弱异常。俾嚼服生硫黄如绿豆粒大两块，当日滑泻即愈，又服数日，饮食加多，肌肉顿长。后服数月，严冬在外嬉戏，面有红光，亦不畏寒。

一叟年近六旬，得水肿证。小便不利，周身皆肿，其脉甚沉细，自言素有疝气，下焦常觉寒凉。愚曰：欲去下焦之寒，非服硫黄不可。且其性善利水，施之火不胜水而成水肿者尤为对证。为开苓桂术甘汤加野台参三钱，威灵仙一钱，一日煎渣再服，皆送服生硫黄末二分。十日后，小便大利，肿消三分之二。下焦仍觉寒凉，遂停汤药单服硫黄试验，渐渐加多，一月共服生硫黄四两，周身肿尽消，下焦亦觉温暖。

2. 解砒石毒、洋火毒方

砒石毒解或有方，主用石膏蛋清帮
上脘白矾下芒硝，以石治石救危亡

初受其毒者，在胃上脘，用生石膏一两，生白矾五钱共轧细，先用鸡子清七枚调服一半即当吐出。若犹未吐或吐亦不多，再用生鸡子清七枚调服余一半，必然涌吐。吐后若有余热，单用生石膏细末四两，煮汤两大碗，将碗置冰水中或新汲井泉水中，俾速冷分数次饮下，以热消为度。若其毒已至中脘，不必用吐药，可单用生石膏细末二三两，如前用鸡子清调服，酌热之轻重或两次服完，或三次四次服完，毒解不必尽剂。且热消十之七八即不宜再服石膏末。宜仍如前煮生石膏汤饮之，以消其余热。若其毒已至下脘，宜急导之下行自大便出，用生石膏细末二两，芒硝一两，如前用鸡子清调服。毒甚者一次服完，服后若有余热，可如前饮生石膏汤。此方前后虽不同，而总以石膏为主，此乃以石治石，以石之凉者治石之热者。愚用此方救人多矣，虽在垂危之候，放胆用之，亦可挽救。

3. 治梦遗运气法

梦遗心病实难医，单用方药效不及
尾闾提气如忍便，耸肩缩颈病能移

语有之，心病难医。少年梦遗之病所谓心病也，故治此病者用药颇难见功。曾见方书载有人患此病百药不效，有僧教以自尾闾脊骨尽处将气提起如忍大便之状，且耸肩缩颈如用力顶重物，其病遂愈。

按：人之脑髓神经，循脊下行，而后人有梦遗之患。僧所云云，仿佛若道家逆转河车工夫，是以有效。然此僧特约略言之，今若更能借呼吸之外气，以运内气之升降，其法始备，而以治此证尤验。欲行其法者，当收视返听，一志凝神，使所吸之气下行归根。当其吸气下行之时，即以意默运真气，转过尾闾。循夹脊而上贯脑部。略停一停，又乘气外出之机，以意送此气下归丹田。真气之升降，借助于呼吸之外气，而实与呼吸外气之升降，息息逆行，《丹经》所谓异风倒吹也。如此呼吸如环，督任流通，气化团结梦遗自除也。

或问：《道书真诠》谓通督任之法，当默默凝神，常照气穴（《丹经》云凝神入气穴）。迨至元气充满，自能冲开督脉，循脊上行至脑，复转而下行与任脉相通。由是观之，当精勤内炼以听督任之自通，而非有所矫强于其间也。今谓通督任之法如此，果真能通督任乎？若非督任真通，何以谓小周天乎？答曰：道家有以气通督任之法，有以意通督任之法。气通督任者，纯凭先天内炼工夫，一毫不着后天迹象。迨至日积月累，元气充足，勃然而动，冲开督脉以通任脉。有水到渠成之妙，诚有如子所云者，然若此则金丹基础已立，功候不易到也。至于意通督任者，即愚上所云云者是也。此道家因向道者不能尽除其欲心，致有梦遗之病，乃设此意通督任之法。遵而行之，可以清心寡欲，可以秘气藏真，虽系后天有迹象工夫，以之修道规不足，以之治病则有余也。亦名之小周天者，美其名以动人之信仰而厚其笃行之力也。

或问：意通督任之法，必借呼吸之气以升降矣，至气通督任者，亦有借于呼吸之气否？答曰：子所问者，乃道家至要至秘之处，各丹书皆未明揭，因非其人不敢传也。愚原门外汉，何能道其精详，然可为子约略言也。方元气之通督脉也，恒在人不及防备之时，其气陡然起于虚危，过尾闾、透夹脊、循督、贯脑，此时无所借于呼吸，亦不暇用其呼吸也。迨积之又久，此气发动十余次，不能自通于任脉，转有蓄极下行之势，于斯知其火候已到，默默静候。迨其气又发动，即可助以呼吸之气，立定天心之主宰，借巽风倒吹以默运法轮，其气自能由督脉而达任脉。然此乃随元气自然发动之机而默为辅相，非有所矫强于其间也。有志之士，由此约略者而深求之，自能得其精详矣。

梦遗之证，若治以药饵，宜于临睡时，浓煎龙骨牡蛎汤，送服抱水三物丸二十丸，颇有效验，连服一月可以除根。

歌括辑录

❮治疗阴虚劳热方❯

✿ 滋生汤

滋生劳瘵羸弱伤，纳少喘咳闭经详
术山鸡金玄参蒡，热甚加入生地黄

✿ 十全育真汤

十全育真组方缜，龙牡知药芪三参
棱术破血行药力，虚劳血痹此方珍

✿ 醴泉饮

醴泉滋阴治喘嗽，脉数而弱肺肾休
山药生地天玄草，参赭牛蒡服之瘳

✿ 一味薯蓣饮

一味薯蓣代茶饮，滑润涩利又滋阴
脾胃肺肾四脏补，药食同源治大病

✿ 参麦汤

参麦肺虚有痰袭，或治肺病结核起
夏山苏蒡草芍药，滋阴补肺此方医

🏵 珠玉二宝粥

珠玉二宝作粥煮，二两山药薏米服
后入八钱柿霜饼，脾肺阴亏一并除

🏵 沃雪汤

沃雪汤善治虚喘，山药牛蒡柿霜攒
肺虚肾亏不纳气，识证用方病可痊

🏵 水晶桃

水晶桃方补肺肾，等分柿霜核桃仁
金水相生蕴妙理，尤治孺子效若神

🏵 既济汤

既济汤擅维阴阳，上下欲脱有热凉
三补茯芍附龙牡，喘汗悸精二便亡

🏵 来复汤

来复汤能起沉疴，二两萸肉敛汗脱
龙牡参芍炙甘草，急服此方莫蹉跎

🏵 镇摄汤

镇摄胸满脉大弦，脾胃真气外泄缘
参赭萸肉药芡实，半夏茯苓七味添

治喘息方

◈ 参赭镇气汤

参赭镇气喘逆迫，阴阳两虚势将脱
萸芍苏芡药龙牡，降逆平喘通胸膈

◈ 薯蓣纳气汤

薯蓣纳气用三补，龙骨柿霜草芍服
牛蒡苏子降痰逆，阴虚作喘此方足

◈ 滋培汤

滋培治喘责脾胃，迫肺上逆气不归
怀山玄参术芍草，陈皮牛蒡赭石随

治阳虚方

◈ 敦复汤

敦复汤补下元惫，脾肾两虚相火微
鸡金参附茯萸肉，山药核桃骨脂为

治心病方

❀ 定心汤

定心汤中用龙眼，柏枣萸肉乳没先
生用龙牡疗怔忡，因热而病生地添

❀ 安魂汤

安魂汤本气血虚，惊悸不眠痰饮袭
元肉枣仁茯苓夏，生用龙牡同赭石

治肺病方

❀ 黄芪膏

黄芪膏用芪石膏，怀山蜜草同白茅
受寒咳嗽冬时甚，本是肺病已虚劳

❀ 清金益气汤

清金益气芪牛蒡，二母玄沙生地黄
甘草治咳喑肺萎，频吐痰涎劳热匡

❀ 清金解毒汤

清金解毒即益气，黄去乳没与三七
痈成减芪银花入，咳嗽吐脓血痰宜

❀ 安肺宁嗽丸

安肺宁嗽用硼砂，桑叶苏子草儿茶
肺郁痰火兼虚热，散阖敛辟理肺家

❀ 清凉华盖饮

清凉华盖治肺痈，胸胁隐疼时吐脓
知草丹参生乳没，三七人参入天冬

治呕吐方

❀ 镇逆汤

镇逆参赭龙胆草，吴萸青黛夏姜芍
胆火上冲胃气逆，呕吐诸证服之消

❀ 薯蓣半夏粥

薯蓣半夏粥加糖，热用柿蒂凉干姜
气逆上冲呕不止，妙在山药黏胃肠

治膈食方

❀ 参赭培气汤

参赭培气归天冬，半夏知母柿苁蓉
治膈食需补中气，清痰理气兼安冲

治吐衄方

❀ 寒降汤

寒降赭石半夏蒌，白芍竹茹蒡草收
胃热不降致吐衄，寒凉重坠此方优

❀ 温降汤

温降夏赭朴两姜，术芍山药八味襄
虚而食滞不能化，和降胃气温其凉

❀ 清降汤

清降山药草茱萸，牛蒡芍药赭夏齐
热喘呃晕悸不寐，诸证蜂起缘阳虚

❀ 保元寒降、保元清降汤

保元降汤分清寒，参赭药芍牛蒡攒
寒用知母三七地，清以芡实甘草全

❀ 秘红丹

血证不愈秘红丹，胃郁气逆责之肝
肉桂平肝黄降胃，赭石辅之济热寒

❀ 二鲜饮、三鲜饮

二鲜痰血因虚劳，鲜用藕片与白茅
大便若硬茅减半，加入山药作茶熬
前证若兼有虚热，三鲜加蓟法亦高

❀ 化血丹

止血化瘀化血丹，花蕊三七血余炭
咳血兼疗二便血，经验得来两相参

❀ 补络补管汤

补络补管龙牡萸，煎汤送服纳三七
血尤不止加赭石，酸敛收涩见效奇

❀ 化瘀理膈丹

化瘀理膈丹，三七同鸦胆
用药不当或外伤，时常觉气短

治消渴方

锡纯用治消渴方，滋膵饮同玉液汤
金花知味葛芪药，芪药猪胰萸地黄

❀ 玉液汤
玉液汤中芪葛根，鸡金知味药花粉
清阳上行生热力，脾肾同温除湿能

❀ 滋膵饮
滋膵饮用山药芪，生地萸肉加猪胰
补脾固肾治消渴，以脏补脏古有之

治癃闭方

❀ 宣阳汤、济阴汤
宣阳济阴合用宜，阴阳两虚不能溺
参麦灵仙地肤子，地肤芍药龟熟地

❀ 白茅根汤
茅根鲜用煮成汤，不宜久煎沉底尝

阴不化阳成水肿，牛肉终生禁胃肠

温通汤

温通汤疗下焦寒，闭塞水道小便难
散寒通窍化凝滞，椒目茴香威灵仙
凉甚肉桂姜附人，汤纳人参气虚掺

加味苓桂术甘汤

加味苓桂术甘汤，参附灵仙与干姜
水肿脉沉迟无力，三焦温煦助其阳

寒通汤

寒通汤治膀胱肿，下焦蓄热尿不通
知柏滑石与芍药，随手清热能取功

升麻黄芪汤

升麻黄芪柴当归，药用升提转胞回
气郁下焦不升降，提壶揭盖小便催

鸡䏶汤

鸡䏶治郁成臌胀，饮食不运脾胃伤
中焦失司滞肿满，术芍陈皮柴生姜

🌸 鸡胵茅根汤

鸡胵茅根汤白术，专治水臌与气臌

正邪进退有加减，加姜五片当日服

治淋浊方

🌸 理血汤

理血山药茜阿胶，芍药龙牡海螵蛸

白头翁清肾脏热，二便下血无不效

🌸 膏淋汤

膏淋汤方党参芍，龙牡芡实生地熬

山药一两涩兼补，肾亏生热尿浊疗

🌸 气淋汤

气淋汤中芍知母，黄芪乳没与柴胡

上气下陷郁生热，主以升补气化扶

🌸 劳淋汤

劳淋汤用山药君，芍胶知母芡实寻

劳而生热真阴散，滋阴补气法超群

✿ 砂淋丸

砂淋丸用鸡内金，硼砂朴硝硝石侯
黄芪知母芍药辅，炼蜜为丸治石淋

✿ 寒淋汤

寒淋山药同当归，椒目芍药与小茴
寒多热少凝下焦，治以此汤能解围

✿ 秘真丸

秘真丸子固精浊，淋久失摄为沉疴
甘草同用五倍子，竹叶煎汤可奈何

✿ 毒淋汤

毒淋汤用金银花，石韦草芍蒡金沙
三七鸦胆水送服，花柳溺血疼痛佳

✿ 消毒二仙丹

消毒二仙毒淋丹，丈菊煎汤送鸦胆
无论新久凡有热，服之皆效病可痊

✿ 鲜小蓟根汤

鲜小蓟根代茶饮，花柳毒淋兼血淋
善能化瘀消血热，是证用之疾苦轻

🌼 朱砂骨拜波丸

花柳朱砂骨拜波，再加熟麦粉调和

久治不愈此方入，清热解毒效验多

🌼 澄化汤

澄化汤治小便数，涩疼遗精尿白浊

药芍龙牡车蒡草，嗽汗阴虚热气作

🌼 清肾汤

清肾龙牡茜海蛸，知柏泽泻山药芍

脉象洪滑尿疼涩，泄浊清热此方饶

🌼 舒和汤

舒和左脉弦且长，遗精白浊风寒伤

桂芪知母寄生续，房事当风用此汤

治痢方

🌼 化滞汤

化滞白芍归山楂，莱菔生姜甘草夸

下痢赤白兼腹痛，身形壮实硝黄加

⚘ 燮理汤

燮理汤中用连桂，银花草芍蒡药随
赤痢地榆姜白痢，血痢鸦胆二十枚

⚘ 解毒生化丹

解毒生化肠中腐，痢久不止热生毒
白芍甘草金银花，三七鸦胆糖水服

⚘ 天水涤肠汤

天水涤肠白头翁，白芍山药党参逢
六一散入治热痢，羸弱腹疼久病宏

⚘ 通变白头翁汤

通变白头翁地榆，甘草山药芍秦皮
送服三七同鸦胆，扶正却病见效奇

⚘ 三宝粥

治痢脓血三宝粥，下焦虚惫气不收
山药三七加鸦胆，起效服法需讲究

⚘ 通变白虎加人参汤

通变白虎人参汤，人参石膏甘草尝
芍代知母药代米，痢下重痛实热详

治燥结方

🏵 硝菔通结汤
硝菔通结使便通，朴硝莱菔共入中
脉虚畏下人参纳，身体羸弱效从容

🏵 赭遂攻结汤
赭遂攻结逆气降，寒热协调硝干姜
食结肠间不能下，荡涤肠胃功效强

🏵 通结用葱白熨法
通结葱白熨脐方，醋炒布包不滴汤
调节二便兼除疝，外用妙法通胃肠

治泄泻方

🏵 益脾饼
益脾饼中用枣肉，白术鸡金先焙熟
干姜加入作饼烤，点心细嚼慢下喉

◈ 扶中汤

扶中久泻气血虚，身体羸弱劳瘵疾
白术山药龙眼肉，补养气血益心脾

◈ 薯蓣粥、薯蓣鸡子黄粥

薯蓣轧细煮浓粥，阴虚劳热喘或嗽
小便不利大便泻，羸弱虚损服不愁
久泻肠滑不能固，蛋黄三枚煮熟收

◈ 薯蓣苤苜粥

薯蓣苤苜熬粥用，阴虚肾燥尿不通
大便滑泄虚痰嗽，山药车前建奇功

◈ 加味天水散

加味天水治暑泻，肌热燥咳喘不歇
滑石甘草同山药，暑热伤津病能捷

◈ 加味四神丸

加味四神五味子，肉蔻吴萸补骨脂
花椒硫黄姜枣入，黎明腹疼泄泻止

治痰饮方

✸ 理饮汤

理饮苓术黄芪草，干姜橘红朴桂芍

阳虚湿蕴变饮邪，离照当空阴霾消

✸ 理痰汤、龙蚝理痰汤

理痰半夏茯苓陈，芝麻芍芡柏子仁

治痰治标更治本，降胃补肾效若神

龙蚝理痰去芡实，龙牡赭石朴硝存

思虑生痰痰生热，神志不宁此方能

✸ 健脾化痰丸

健脾化痰二药为，生用白术鸡金随

脾胃虚弱食不运，炼蜜为丸积聚推

✸ 期颐饼

期颐饼作以除满，治疝开结因行痰

芡实内金糖白面，烙饼祛痰香且甜

✸ 治痰点天突穴法

点按天突治痰厥，大指屈力按此穴

指端一起复一点，喉痒嗽痰真妙诀

治癫狂方

❀ 荡痰汤、荡痰加甘遂汤
荡痰汤中用硝黄，赭石半夏郁金当
癫狂失心滑实脉，顽痰凝甚加遂强

❀ 调气养神汤
调气养神龙眼肉，柏草龙牡生地筹
天冬麦芽松菖远，送服朱砂锈水优

治大气下陷方

❀ 升陷汤
升陷汤中用升柴，黄芪知母桔梗侪
气短吸难症危险，虚甚参萸不徘徊

❀ 回阳升陷汤
回阳升陷芪当归，干姜甘草桂枝随
心肺阳虚气下陷，心冷背寒短气为

❀ 理郁升陷汤

汉方理郁又升陷，钱半柴胡桂枝尖
六钱黄芪为主药，乳没知归用三钱

❀ 醒脾升陷汤

醒脾升陷芪龙牡，萆薢寄断草萸术
脾气虚极尿失禁，补养肝脾是正途

治气血郁滞肢体疼痛方

❀ 升降汤

升降汤用野台参，桂芍芎朴芪术陈
生姜内金肥知母，肝郁脾弱此方珍

❀ 培脾舒肝汤

培脾舒肝白术芪，柴桂芍朴麦陈皮
生姜发散肝脾融，木郁克土胸闷宜

❀ 金铃泻肝汤

金铃泻肝乳没存，甘草莪术京三棱
病非寒凉因于热，专治胁下焮痛疼

活络效灵汤

活络效灵气血凝，癥瘕心腹腿臂疼
当归丹参同乳没，经络瘀血此方擎

活络祛寒汤

活络祛寒没乳香，归芪桂芍丹参姜
妇人多患四肢搐，证因经络被寒戗

健运汤

健运汤用参芪冬，乳没知归棱术充
腿臂腰疼因气虚，补其元气自流通

振中汤

振中汤用白术朴，陈皮当归加乳没
饮食减少腰腿痛，健运脾胃四肢活

曲直汤

曲直汤用萸知母，乳没当归丹参辅
肝虚腿疼左脉弱，仍需黄芪续断扶

热性关节肿疼用阿司匹林法

热性关节疼而肿，阿司匹林功效宏
石膏煮汤连服下，解热镇痛中西融

治伤寒方

❀ 麻黄加知母汤

麻桂杏草加知母，汗出不解热未除
佐用知母兼清热，经方加减增用途

❀ 加味桂枝代粥汤

加味桂枝代粥汤，防芪知芍草枣姜
大气虚损外邪乘，恒治伤风有汗方

❀ 从龙汤

从龙汤用龙牡芍，半夏苏子牛蒡熬
小青龙后病未瘥，外感咳喘此方调

❀ 馏水石膏饮

馏水石膏甘草麻，胸中烦闷喘息压
原有蕴热复外感，蒸汽水煎效力佳

❀ 通变大柴胡汤

通变大柴胡大黄，薄荷知母四味尝
伤寒防风易薄荷，表存里实可消详

🌸 加味越婢加半夏汤

加味越婢加夏汤，麻膏姜枣草麦襄
牛蒡玄参生山药，外感结痰劳嗽康

治温病方

🌸 清解汤、凉解汤

清解凉解薄荷叶，蝉蜕石膏甘草携
温病初得头身痛，经方化裁出新学

🌸 寒解汤、和解汤、宣解汤、
滋阴宣解汤、滋阴清燥汤

寒解汤中用连翘，蝉蜕知母生石膏
周身壮热作口渴，脉证相和效力超
和解草芍去知母，宣解滑石易石膏
滋阴宣解加山药，太阳阳明燥渴消
外表已解蝉翘去，方用滋阴清燥疗

🌸 石膏阿司匹林汤

石膏阿司匹林汤，冲水溶化白蔗糖
先服西药后石膏，寒解凉解可代偿

◎ 滋阴固下汤

滋阴固下地芍山，野参滑石甘草掺
酸石榴煎入诸药，渴泻未愈此方担

◎ 犹龙汤

犹龙汤用连翘蝉，石膏牛蒡四味攒
大青龙以此方代，胸中蕴热感外寒

治伤寒温病同用方

◎ 仙露汤

仙露汤治阳明经，兼治腑病取轻清
石膏玄参粳米翘，表里俱热服之宁

◎ 石膏粳米汤

石膏粳米代白虎，温病初得其脉浮
身不恶寒心中热，米熟汤成实热除

◎ 镇逆白虎汤

镇逆白虎邪传腑，热炽燎原胃津枯
两半知母膏三两，八钱半夏六竹茹

◎ **白虎加人参以山药代粳米汤**

白虎加参药代米，汗吐下后脉虚宜
祛实火又清虚热，内伤外感愈须臾

◎ **宁嗽定喘饮**

宁嗽定喘用山药，甘蔗石榴鸡黄调
虚人老者痰嗽喘，阳明热退轻剂消

◎ **荡胸汤**

荡胸汤能治结胸，痰饮外感两相融
蒌仁苏子芒硝赭，塞滞满闷气道通

◎ **一味莱菔子汤**

莱菔子汤治胸满，病因外邪结聚痰
生熟煎汤各一两，轻药巧用挽狂澜

◎ **镇逆承气汤**

镇逆承气疗便燥，石膏参赭纳芒硝
阳明腑实有呕吐，不受药者此方瞧

治瘟疫瘟疹方

✤ 青盂汤

青盂荷叶羚角楼，知膏蝉蜕蚕草投

瘟疫面肿表里热，阳毒发斑亦能收

✤ 护心至宝丹

护心至宝用人参，二角牛黄膏砂囤

瘟疫传心自肺入，无故自笑失精神

✤ 清疹汤

清疹知膏僵蝉蜕，羚角重楼连翘陪

疹出喉疼兼烦躁，尤忌滑泻内陷危

治疟疾方

✤ 加味小柴胡汤

加味柴胡治久疟，柴芩参夏姜枣鳖

常知草果甘酒曲，六脉弦象为挟邪

治霍乱方

❀ 急救回生丹

急救回生治霍乱，吐泻转筋病多般
朱草冰片薄荷脑，清热解毒活血安

❀ 卫生防疫宝丹

卫生防疫宝神丹，朱砂冰片细辛甘
薄荷冰同香白芷，口服能防疫疠传

❀ 急救回阳汤

急救回阳用枣皮，参赭药芍甘砂齐
精神昏聩气息奄，危候霍乱吐泻极

治内外中风方

❀ 搜风汤

搜风石膏参麝香，柿霜半夏僵蚕防
风透膜原达脏腑，寒热无偏用此汤

◎ 息风汤

息风参赭龙牡蛎，熟地白芍附山萸
类中风证尸厥似，治以阴阳自吸提

◎ 逐风汤

逐风汤用当归芪，二活蜈蚣全蝎宜
中风抽掣或破伤，他药不效此方奇

◎ 加味黄芪五物汤

加味黄芪五物汤，归芍桂术陈芫姜
凉附痰夏热知母，历节风方金匮藏

◎ 加味玉屏风散

加味玉屏风芪防，术桂归蜡白矾襄
破伤中风或瘫痪，伤后房劳不可强

◎ 镇肝息风汤

镇肝息风牛膝用，龙牡龟芍赭玄冬
萸地茵陈芽草楝，其脉弦长内中风

◎ 加味补血汤

加味补血用甘松，归芪丹参乳没从
鹿角胶同龙眼肉，脉象迟弱虚寒宗

治疗小儿风证方

❀ 定风丹

定风丹治儿绵风，抽掣绵绵不甚凶
一钱朱砂三乳没，一钱全蝎一蜈蚣

❀ 镇风汤

小儿急惊镇风汤，胆草青黛钩羚羊
茯神僵蚕半夏赭，薄荷朱砂锈水方

治痫风方

❀ 加味磁朱丸

加味磁朱赭半夏，酒曲制丸效不差
铁锈汤送二钱药，方出千金法亦佳

❀ 通变黑锡丹

通变黑锡痫风丹，麦曲灰铅硫化铅
三味和药桐子大，芒硝送服五六丸

❀ 一味铁氧汤

生用铁锈镇肝胆，痫风胁痛上焦烦
头痛眩晕气逆吐，上盛下虚补血谈

治肢体瘘废方

❀ 补偏汤

补偏汤方加减多，用治偏枯法灵活
黄芪当归天花粉，天冬甘松生乳没
病左加鹿右添虎，初服蜈蚣与羌活
脉大弦硬萸龙牡，冷甚附子肉桂搁
热加石膏至一两，古方可考自有说

❀ 振颓汤

振颓汤用治瘘废，补益胸中大气亏
知术参芪生乳没，干姜牛膝灵仙归

❀ 振颓丸

瘘废重者振颓丸，参术乳没归马钱
生用蜈蚣穿山甲，并治痹症与枯偏

姜胶膏

姜胶膏贴体受凉，阻遏气血寒伤阳
明亮水胶用四两，同熬一斤鲜生姜

治女科方

玉烛汤

玉烛汤治妇寒热，月事不调经水折
芪黄香附柴知母，归草玄参气化和

理冲汤

理冲闭经恶露淋，调血补虚师内经
芪术参药知花粉，鸡金三棱莪术行

理冲丸

理冲丸用莪术棱，水蛭归芪知桃仁
月事诸病多缘血，配伍得当消癥瘕

安冲汤

安冲汤安经水久，过期不止不时漏
海蛸茜草龙牡地，术芍黄芪川断休

❀ 固冲汤

固冲汤方宁血崩，煅用龙牡茜草棕
黄芪术芍五倍子，热加生地凉附烹

❀ 温冲汤

温冲鹿胶乌附桂，骨脂桃仁归药茴
重用紫石英温下，虚寒不育愿能遂

❀ 清带汤

清带汤用龙牡茜，山药海蛸一同煎
单赤带加芍苦参，白带鹿霜白术添

❀ 加味麦门冬汤

加味麦门冬桃仁，半夏山药人丹参
白芍大枣生甘草，妇女倒经功效深

❀ 寿胎丸

寿胎菟丝桑寄生，川断阿胶药力增
妇人素有滑胎病，寒热虚实加减成

❀ 安胃饮

安胃饮用夏青黛，赤脂镇逆非坠胎
煎药再调蜂蜜入，妊娠恶阻绝妙哉

大顺汤

大顺汤用治产难，赭石当归党参涵
服药需待胎衣破，引用葵花丈菊瓣

和血息风汤

和血息风芪川芎，荆防归芍胶桃红
产后受风发抽搐，祛除风邪气血荣

滋阴清胃汤

滋阴清胃用玄参，芍归甘草白茅根
产后温病表里热，临证药用本经遵

滋乳汤

滋乳芪归玄知母，路通留行炮甲珠
丝瓜瓤用以作引，再加猪蹄两个煮

消乳汤

消乳汤用炮山甲，瓜蒌知母翘银花
乳没丹参行气血，乳痈肿疼疮疡拔

升肝舒郁汤

升肝舒郁治阴挺，肝虚郁滞形结筋
柴芪芍归知乳没，治肝补舒养调宁

滋生通脉汤

滋生通脉术龙眼，鸡金玄芍黄怀山
枸杞桃红甘草入，室女月闭血枯干

治眼科方

蒲公英汤

蒲公英汤治眼疾，虚火实热均可医
煎汤两碗内外用，胀赤肿疼诸症息

磨翳水

磨翳水中用胆矾，薄荷蝉硼生炉甘
目翳遮睛点眼上，功在水飞细末研

磨翳散

磨翳散用生炉甘，硼砂指甲同黄连
以连煎水研三味，翳厚去连宜用蝉

明目硼硝水

明目硼硝治疾发，肿痛渐至目昏花
凉水研磨融二药，用点眼上云翳化

清脑黄连膏

清脑黄连走鼻窍，膏由薄荷香油调
目脑鼻本联通理，眼疾生热闻此消

益瞳丸、羊肝猪胆丸

益瞳丸治眼力昏，瞳散疲乏视不真
柏子萸肉菟丝子，羊肝一具人玄参
热甚羊肝猪胆和，朱砂包丸效力纯

治咽喉方

咀华清喉丹

咀华清喉治肿疼，生地一两钱半硼
生地裹砂嚼细下，滋阴清热润喉咙

治牙疳方

古方马乳饮

青腿牙疳马乳饮，上热下寒二毒侵
寒湿痰结青腿肿，湿热上蒸牙疳临

❀ 牙疳散

牙疳外用药散敷，五厘牛黄同珍珠
二钱甘石二分砂，研细为末日三涂

❀ 牙疳敷藤黄法

走马牙疳敷藤黄，药味酸涩性寒凉
谬误亦有真理出，偶得外科绝妙方

治疮科方

❀ 消瘰丸

消瘰丸能消瘰疬，棱术乳没龙胆芪
血竭牡蛎玄浙贝，海带汤服去瘰疾

❀ 消瘰膏

消瘰膏用生马钱，山甲夏遂皂角先
香油煎枯黄丹入，火候到时血竭添

❀ 化腐生肌散

化腐生肌煅炉甘，乳没雄黄冰片掺
硼砂硇砂治瘰疬，溃烂擦药需细研

❀ 内托生肌散

内托生肌天花粉，芪草乳没芍丹参
瘰疬疮疡破溃后，不敛尤能胜八珍

❀ 洗髓丹

洗髓丹治杨梅疮，核桃轻红粉蜂房
枣肉团做黄豆大，陈新轻剧效皆强

杂 录

❀ 服硫黄法

硫黄生用治沉寒，功胜桂附非虚谈
其毒不过因热耳，按法服之体自安

❀ 解砒石毒、洋火毒方

砒石毒解或有方，主用石膏蛋清帮
上脘白矾下芒硝，以石治石救危亡

❀ 治梦遗运气法

梦遗心病实难医，单用方药效不及
尾闾提气如忍便，耸肩缩颈病能移